CAUSES ET PRÉVENTION

DE LA CÉCITÉ

OUVRAGES DU Dr FIEUZAL

1° — Du rôle physiologique de la membrane connue sous le nom de Peigne, chez les oiseaux; *Tribune médicale*, 6 décembre 1874, et *Associat. française* pour l'avancement des sciences, 1875.

2° — Clinique ophthalmologique de l'hospice des Quinze-Vingts; Paris. — Delahaye, 1876.

3° — Iridectomie préventive dans le glaucome ; mémoire présenté au *Congrès internat. des sciences;* Genève, 1877.

4° — De l'usage des verres colorés en hygiène oculaire, mémoire présenté à la *Société de médec. publique,* 1877.

5° — Fragments d'ophthalmologie. 1 vol. Delahaye, 1878.

6° — Prévention de la cécité ; mémoire présenté au *Congrès d'hygiène et de démographie.* — Genève 1882.

7° — Bulletin de la clinique nationale de l'hospice des Quinze-Vingts ; *Recueil trimestriel* fondé en 1883.

CAUSES ET PRÉVENTION

DE

LA CÉCITÉ

(MÉMOIRE COURONNÉ)

PAR

Le Docteur Ernst FUCHS

PROFESSEUR D'OPHTHALMOLOGIE A L'UNIVERSITÉ DE LIÉGE

TRADUCTION

Par le Docteur FIEUZAL

Médecin en chef de l'Hospice national des Quinze-Vingts.

Viribus unitis.

PARIS

G. STEINHEIL, ÉDITEUR

Successeur de *H. LAUWEREYNS*

2, RUE CASIMIR-DELAVIGNE, 2

1885

PRÉFACE DU TRADUCTEUR

L'important mémoire du professeur Fuchs, dont je publie la traduction, me semble appelé à combler une lacune regrettable dans la littérature ophthalmologique. Je le crois destiné à rendre un réel service, non seulement aux médecins et au public, mais encore aux autorités, telles que les conseils d'hygiène, chargés de veiller plus spécialement sur la santé publique.

En signalant les dangers qui menacent l'organe de la vue, ce mémoire indique les moyens préventifs qu'une connaissance approfondie de la question a fait considérer par le savant professeur de l'Université de Liège, comme les meilleurs à mettre en usage.

Les considérations relatives aux causes diverses de la cécité, leur groupement méthodique et les moyens thérapeutiques qu'il en déduit, décèlent chez l'auteur un esprit à la fois scientifique et pratique.

Dans ce livre que je me suis efforcé d'abréger, sans toutefois rien retrancher au texte de ce qui m'a paru essentiel, et dont l'auteur a du reste bien voulu se charger de revoir les épreuves, on trouvera réunis des préceptes que chacun est intéressé à connaître ; tel que je le présente au public, il me semble de nature à produire les meilleurs résultats, et j'espère que la diffusion des excellents conseils donnés par l'auteur ne peut que contribuer d'une manière effective à réaliser le but poursuivi à la fois par les oculistes, les hygiénistes et les philanthropes, c'est-à-dire, limiter autant que possible les ravages causés par l'ignorance et la négligence.

C'est la raison qui m'a déterminé à entreprendre la traduction de ce mémoire, unanimement reconnu le meilleur par les membres du jury réuni à la Haye en 1884. Il faut féliciter la *Society for prevention of blindness* d'avoir, par ses encouragements, provoqué la production d'un ouvrage aussi bien conçu et aussi magistralement exécuté.

C'est un exemple qui devrait être suivi par les sociétés d'hygiène et de tempérance, à propos des diverses questions qui intéressent à un si haut point la santé publique ; et si je réussis à répandre en France les notions si justes, si importantes et si pratiques qu'il renferme, je m'estimerai suffisamment récompensé, à mon tour, car mieux que personne en situation de constater les déplorables effets d'une mauvaise hygiène sur la vision, j'aurai contribué à diminuer aussi le nombre des victimes des préjugés et de l'ignorance, dans le traitement des maladies oculaires.

Paris, avril 1885.

Dr FIEUZAL,
Médecin en chef de l'hospice national
des Quinze-Vingts.

PRÉFACE DE L'AUTEUR

Le quatrième Congrès international d'hygiène, tenu à Genève en 1882, proposa par l'organe de M. le docteur M. Roth, secrétaire de la *Society for the prevention of blindness* de Londres, au nom de cette société, d'accorder une récompense au meilleur mémoire qui serait présenté au Congrès de la Haye, en 1884, sur les causes et la prévention de la cécité. On trouvera à la fin de ce travail les termes mêmes des conditions du concours, ainsi que le jugement par lequel le jury a cru devoir décerner le prix au mémoire que j'avais adressé.

La Société, en couronnant le mémoire, en est devenue propriétaire. Elle m'en a confié la publication en langue allemande, je m'en suis chargé sans y introduire de changements appréciables.

Le cadre de mon travail était tracé d'avance par les conditions mêmes du programme du concours. Désireux de m'y conformer, j'ai dû insister principalement sur la prophylaxie de la cécité, qui découle de la connaissance des causes qui la produisent. Quant à celles sur lesquelles nous ne pouvons exercer aucune influence, j'ai dû me borner à une courte mention;

d'un autre côté, j'ai cru devoir renoncer à l'idée de dresser une statistique complète de la cécité, comme ne répondant pas à la tâche imposée.

Les méthodes médicales de traitement des maladies des yeux forment, il est vrai, une partie importante de la prophylaxie de la cécité, mais j'ai pu être bref sur ce sujet, parce qu'elles se trouvent décrites dans tous les manuels d'ophthalmologie.

Le but principal de mon travail a été d'intéresser à la lutte contre la cécité des groupes de plus en plus nombreux. Je m'estimerais heureux si j'avais, pour ma part, contribué à la diminution de ce terrible fléau social.

Dᴿ Ernst FUCHS.

Liège, novembre 1884.

TABLE DES MATIÈRES

DE LA CÉCITÉ

INTRODUCTION

Le but essentiellement pratique de ce travail est de rechercher les causes de la cécité, afin de pouvoir les combattre et de diminuer ainsi le nombre des aveugles. Dans ce dessein, je prends le mot cécité dans un sens plus large que je ne le ferais s'il s'agissait d'une recherche purement scientifique. De hauts degrés d'amblyopie anéantissent, aussi bien que la cécité complète, la possibilité pour l'homme de travailler, de telle sorte que dans ces conditions il est malheureux et devient forcément un fardeau pour la société.

Au sens scientifique du mot, est aveugle tout œil qui n'est pas capable de percevoir la sensation objective de la lumière (amaurose). Cette cécité peut être monolatérale ou affecter les deux yeux Elle est, à l'exception de cas extraordinairement rares, incurable. Au sens scientifique, est amblyope tout œil qui, en aucune façon, ne peut parvenir à atteindre la force de vision normale. La science, d'après cette définition, désigne aussi comme amblyopes des personnes qui, elles-mêmes, ne croient pas l'être; par exemple, des personnes dont le vice de réfraction ne peut être complètement corrigé.

D'un autre côté, un haut degré de myopie est compatible avec une vision normale, grâce à l'emploi de verres correcteurs. Cependant, telle personne se croit atteinte d'une faiblesse de vue, parce que l'exercice de sa profession la contraint à ne pas faire usage de lunettes. Pour le but pratique que nous poursuivons, nous choisirons la désignation (cécité ou amblyopie) suivant le préjudice que l'état de la vue cause à l'individu, en tant qu'il doit gagner sa vie par son travail. Nous appellerons aveugle celui dont la force visuelle est à ce point diminuée, qu'elle le rend incapable d'apprendre aucun des métiers nécessitant l'usage appliqué des yeux. Il est d'importance secondaire qu'un tel individu ait encore conservé ou non un faible reste de sa vue; le point essentiel est que l'individu que nous désignons comme aveugle n'est pas capable de gagner lui-même sa vie, de sorte qu'il est réduit à demander l'aide de ses semblables dans les divers besoins de la vie (1).

Cette définition exclut naturellement tous les aveugles curables qu'on trouve confondus, souvent, dans les établissements d'aveugles adultes et enfants. La meilleure

---

(1) Cohn, dans sa statistique (Seidelman, Breslau, 1876), désigne comme aveugle, tout individu qui ne peut plus faire usage de ses yeux pour le travail.

preuve de cécité est tirée de l'impossibilité de s'orienter (*Emmert*) avec un bon éclairage de jour. Les héméralopes qui ne voient plus à se conduire dès que la nuit arrive doivent être exclus de cette catégorie. L'impossiblité de l'orientation, sur laquelle se base notre définition, s'entend seulement pour des endroits inconnus à l'aveugle ; presque tout aveugle parvient facilement à s'orienter dans son domicile. D'une manière générale, on peut considérer comme capable de s'orienter, tout individu qui peut compter les doigts à un mètre de distance. Celui qui n'est pas en état d'agir ainsi n'est point, selon la règle, à même de se conduire. Je m'éloigne peu, en disant cela, de *Schmidt-Rimpler* (1) et de *Magnus* (2), qui ont établi comme limite, en ce genre, la possibilité de compter les doigts à un tiers de mètre et même un peu au delà, par un bon éclairage.

On doit désigner comme faibles de vue, au sens pratique, ceux dont la vue insuffisante n'est pas compatible avec l'exercice de certains métiers ; ce n'est qu'exceptionnellement que de tels individus tombent à charge à leurs semblables. Si la faiblesse de la vue date de la jeunesse, elle oblige le malade à se borner à un travail grossier, qui lui rapporte moins que celui que le rendraient capable d'accomplir ses facultés en général. Si la faiblesse de la vue se manifeste plus tard, l'individu est amené à changer de métier, ce qui lui sera d'autant plus difficile qu'il sera plus avancé en âge. Il se pourrait même qu'une telle personne fût réduite à l'impossibilité complète de gagner sa vie et condamnée à devenir un fardeau pour la société.

(1) *Ueber Blindsein*, Breslau, 1882.
(2) Magnus, *La Cécité et sa prévention*. Breslau, 1883.

La statistique de la cécité repose sur des recensements qui, malheureusement, sont loin d'être toujours exacts ; Zehender (1), par exemple, a, dans le grand-duché de Mecklembourg, constaté que maint aveugle n'est pas classé, tandis que des voyants sont souvent inscrits comme aveugles. D'un autre côté, entre la cécité et un haut degré de faiblesse de vue, on ne fait pas, dans ces recensements, une stricte différence. Il en est de même pour les aveugles curables et incurables.

La statistique des causes de la cécité est, pour le but que je me propose, d'une plus grande importance, et naturellement encore plus difficile à établir ; cette tâche ne peut être menée à bonne fin que par un oculiste, auquel il est déjà bien difficile, sinon impossible quelquefois, de reconnaître les causes d'une cécité existant depuis longtemps.

Les statistiques sur les causes de la cécité ne renferment malheureusement, jusqu'à présent, qu'un nombre relativement restreint de cas. Elles sont dues, pour l'Allemagne, à *Cohn* (2) et *Magnus* (3), pour la France à *Dumont, Daumas* et *Fieuzal*, pour la Russie à *Krückow* et *Skrebitzky*, pour l'Espagne, à *Carreras-Arago*.

La statistique dressée par *Seidelman* (4) comprend mille cas de cécité, pris dans les registres de la clinique de Cohn ; deux cent vingt-quatre fois, il constate la cécité

(1) Zehender, *Klin. Monatsblätter*, 1870, p. 277.

(2) *Eulenburg's Realencyclopædie der gesammten Heilkunde.* Artikel *Blindenstatistik*.

(3) Les deux auteurs basent leurs comparaisons, en partie sur leurs propres statistiques, en partie sur les travaux de Schmidt-Rimpler, Stolte, Uthoff, Hirschberg, Landesberg, Bremer et Katz.

(4) *Etiologie* et *Prophylaxie de la cécité, diss.* Breslau, 1876.

double, cinq cent cinquante-deux fois, la cécité monolatérale.

Magnus, dans le but de contribuer à la solution pratique de la question de la cécité, élimine de sa statistique, qui s'élève à *deux mille cinq cent vingt-huit* cas, tous ceux de cécité monolatérale, pour ne considérer que les cas de cécité double. On trouvera à la fin du mémoire la carte graphique de *Magnus*, coloriée par les soins du docteur Roth.

PREMIÈRE SECTION

MALADIES DES YEUX DE CAUSE HÉRÉDITAIRE.

§ 1. Les maladies des yeux de cause héréditaire existent déjà au moment de la naissance (maladies congénitales), ou bien se développent seulement plus tard, au cours de l'existence. Les maladies héréditaires des yeux ne sont donc pas toutes congénitales, de même que toutes les malformations congénitales ne sont pas héréditaires. En ce qui concerne les maladies congénitales des yeux, on ne trouve qu'exceptionnellement encore à la naissance, des processus morbides récents ; ordinairement, il s'agit des résidus de maladies fœtales, telles que : troubles de la cornée et de la lentille, occlusion de la pupille, atrophie du nerf optique ou des membranes internes, augmentation ou diminution du bulbe, dans sa totalité, rapetissement pouvant aller jusqu'à l'anophthalmus.

Des examens ultérieurs peuvent seuls apprendre quelle est la part qui revient aux inflammations fœtales ou aux conséquences d'un arrêt de développement, dans certaines malformations congénitales.

Celles des maladies héréditaires des yeux qui n'existent pas, au moment même de la naissance, conservent une existence latente jusqu'à ce qu'elles éclatent à l'occasion d'une cause extérieure, ou même sans une telle influence.

A ces maladies héréditaires appartiennent beaucoup de

cas de myopie, cataracte, glaucome, etc. Quant au développement de la rétinite pigmentaire et de certaines formes de névrites, on est généralement d'accord pour les ranger dans la même catégorie.

Dans un sens plus étendu, on doit rattacher à la même classe tous les cas dans lesquels les parents ont transmis aux enfants le germe de la scrofulose, de la tuberculose, de la syphilis, etc., en tant que ces affections engendrent des lésions oculaires. Enfin, il existe des cas dans lesquels les maladies héréditaires trouvent leur origine dans la consanguinité. Nous allons nous occuper de ces trois catégories.

§ 2. *Les maladies des yeux des parents* se transmettent aux enfants à la naissance ou seulement plus tard, sous une forme ou entièrement semblable ou du moins analogue. Il y a cependant des exceptions à cette règle ; par exemple, il s'est trouvé qu'un homme, devenu aveugle par ophthalmie des nouveau-nés, a eu deux enfants atteints de microphthalmus (*Magnus*). Moi-même, je connais un médecin qui est atteint à l'œil droit d'un microphthalmus congénital. Son père avait, dès l'enfance, perdu l'œil droit, par iridocyclite. Il n'y a point à mettre en doute qu'il n'y ait entre la maladie du père et celle du fils une liaison, car, d'après *Deutschmann*, des résultats semblables ont été obtenus sur des lapins. Au point de vue des maladies oculaires héréditaires, on ne peut, au sens propre du mot, parler de prophylaxie, puisque nous n'avons pas en notre pouvoir le moyen de préserver les enfants de la transmission de certaines maladies des yeux de leurs parents, mais les parents ne devraient pas, eux, ignorer le danger auquel ils exposent leur postérité.

Les médecins, seuls, peuvent appeler leur attention sur la possibilité d'avoir des enfants atteints de maladies des yeux ou même de cécité.

Cela est surtout à craindre lorsque les parents sont déjà eux-mêmes atteints d'une maladie des yeux congénitale ou acquise dans l'enfance. *Magnus* a signalé quatorze mariages, dans lesquels l'un ou les deux conjoints étaient aveugles de naissance, ou étaient devenus aveugles de bonne heure (1). Sur trente-quatre enfants issus de ces mariages, huit, c'est-à-dire $23,5 \,^o/_o$, étaient aveugles ou faibles de vue.

§ 3. *Maladies constitutionnelles des parents.* — Les maladies de ce genre sont principalement la scrofulose, la tuberculose, la syphilis et la lèpre.

La scrofulose occupe le premier rang, car elle donne le plus fréquemment lieu à des maladies des yeux.

Horner (2) rapporte que les maladies de la conjonctive, de la cornée et des paupières, entrent pour $59 \,^o/_o$ dans les maladies des yeux de l'enfance.

On sait que les maladies de la cornée et de la conjonctive, chez les enfants, affectent surtout la forme phlycténulaire, et que les maladies des paupières sont presque exclusivement des blépharites ; affections qui sont toutes dues à la scrofulose.

L'influence de la *tuberculose* ne se différencie pas beaucoup de celle de la scrofulose. Des parents tuberculeux ont souvent des enfants scrofuleux.

____

(1) Aux Quinze-Vingts les mariages entre aveugles sont interdits.
(*Note du traducteur.*)
(2) *Handbuch der Kinderkrankheiten, herausg.* von Gerhardt. V Bd II Abt. p. 203.

Les maladies tuberculeuses, proprement dites, des yeux ne doivent guère être prises ici en considération, parce qu'elles sont extraordinairement rares.

Les maladies héréditaires syphilitiques des yeux ont été longtemps confondues avec les maladies scrofuleuses.

C'est seulement dans les dix dernières années, que des progrès dans la connaissance de cette forme de maladie ont été réalisés. Elle affecte, outre les parties profondes de l'œil, principalement la cornée sous forme de kératite interstitielle ou parenchymateuse. D'après *Cohn* (1), elle entre pour $0,38^0/_0$, parmi toutes les maladies des yeux, tandis que, d'après *Horner*, elle est de $0,5^0/_0$ chez les enfants. La majorité de ces cas doit être mise au compte de la syphilis héréditaire.

Que faut-il faire pour la préservation de la syphilis héréditaire? D'une part, l'individu atteint de syphilis n'a jamais la certitude de sa guérison complète, pas plus qu'il n'est assuré que ses enfants seront sains, et d'autre part, les chances de procréation d'enfants sains seront d'autant plus marquées que la syphilis sera de date plus ancienne. C'est au médecin qu'il appartient de faire comprendre à celui qui est atteint d'un pareil mal, de ne pas se marier trop tôt. *Fournier* (2) a d'une manière frappante déterminé les conditions sous lesquelles le médecin doit donner son adhésion au mariage :

1° Au moment du mariage, il ne doit exister aucune localisation de la syphilis, capable d'amener la contagion ;

2° Trois années au moins doivent être écoulées depuis l'infection ;

(1) Schubert, *Sur les maladies syphilitiques des yeux.* Berlin, 1880.
(2) *Syphilis et mariage* (Paris, 1880).

3° Aucune manifestation de la syphilis ne doit avoir existé depuis un an et demi ou deux ans, au moins;

4° Si la syphilis est maligne, peu ou point influencée par le traitement, si elle occasionne des récidives fréquentes, des localisations viscérales précoces, si enfin elle entraîne à sa suite des lésions de nutrition, le mariage doit être différé ou même abandonné;

5° Il faut en tout cas, avant le mariage, instituer un traitement antisyphilitique.

La stricte observation de ces mesures de prévoyance est cependant loin de donner toute garantie contre la syphilis héréditaire, car il arrive que des enfants nés bien portants, sont atteints, plus tard, de syphilis qui se révèle le plus souvent sous la forme de kératite interstitielle, vers l'âge de neuf à seize ans ou même plus tard. Si, pendant la grossesse, la femme éprouve des symptômes syphilitiques, un traitement énergique approprié devra être aussitôt suivi, dans l'intérêt même du fœtus (1).

Les enfants provenant de semblables unions sont souvent faibles, cachectiques et en retard, même alors qu'on ne découvre en eux aucun symptôme apparent de syphilis.

Dans ces cas, un traitement tonique reconstituant, surtout à base de préparations iodées, sera le meilleur moyen de prévenir une kératite interstitielle.

La *lèpre* présente parmi ses complications les plus fré-

(1) *Thurmann* cite une femme ayant eu sept enfants, morts tous de la syphilis. Pendant ses huitième et neuvième grossesses, elle se laissa traiter et eut deux enfants sains. Elle abandonna son traitement durant sa dixième grossesse. L'enfant qu'elle eut mourut de la syphilis au bout de six mois; elle reprit son traitement pendant sa onzième grossesse, et elle eut de nouveau un enfant bien portant.

quentes des affections oculaires. D'après *Danielsen* (1) sur cent vingt lépreux, il y en avait quatre-vingt-sept, soit 69 $^0/_0$, atteints de maladies des yeux. Les kératites, et les formations de nodules lépreux dans la cornée et dans la sclérotique, suivies du ratatinement du globe de l'œil, expliquent suffisamment pourquoi tant de lépreux meurent aveugles.

Dans les pays où la lèpre règne encore, les aveugles, par suite de cette maladie, s'élèvent en Norwège, par exemple, à 2,4 $^0/_0$ (*Hjort*). On sait qu'à l'époque du plus grand développement de la lèpre, c'est-à-dire au moyen âge, il existait des mesures sévères, tendant à isoler les malades dans des léproseries.

Ces mesures sont aujourd'hui superflues, la lèpre étant considérée comme non contagieuse. Par contre, elle se transmettrait à la descendance ; mais ce n'était point l'avis d'Hébra. Cependant *Danielsen* et *Bœck* (2) ont observé sur deux cent quinze lépreux, cent quatre-vingt-cinq fois l'influence de l'hérédité.

Il existe en Islande une loi, datant de 1776, qui interdit le mariage aux lépreux. Il n'en existe pas de semblable en Norwège.

§ 4. *La consanguinité des parents* est une cause fréquente de maladies, parmi lesquelles il faut citer en première ligne la débilité intellectuelle, la surdité et la cécité.

Cette dernière est, dans la plupart des cas, le résultat d'une rétinite pigmentaire.

Les auteurs ne sont pas tous d'accord au sujet de l'influence de la consanguinité sur la santé de la progéniture.

(1) *Béretning om Lungegaardshospitalets Virksomhed.* 1877-1879.
(2) *Traité de la spedalsked*, traduit en français par Cosson. Paris, 1848.

G. Darwin(1) a cherché à prouver qu'en Angleterre, les mariages consanguins ne créaient pas plus d'enfants infirmes ou plus spécialement de sourds-muets que les autres mariages.

Nous essayerons de faire la lumière sur cette question, et particulièrement à l'égard de la rétinite pigmentaire.

Les statistiques qui ont été établies jusqu'à présent se sont étendues sur la surdité et non sur la cécité.

Liebreich et *Hocquart*, dans leurs examens aux institutions de sourds-muets, ont établi que la rétinite pigmentaire s'y rencontre fréquemment.

Ils ont fait le compte des rétinites, chez les enfants issus de mariages consanguins, mais les résultats ainsi obtenus ne sauraient être considérés comme probants, si, comme cela est vrai, la surdi-mutité est une conséquence fréquente de la consanguinité des parents, attendu qu'on trouve naturellement chez les sourds-muets qui sont en même temps affectés de rétinite pigmentaire, très souvent la consanguinité des parents. Il est donc préférable de résoudre cette question en s'appuyant sur les statistiques fournies par plusieurs cliniques.

AUTEURS.	RÉTINITES PIGMENTAIRES.	MARIAGES CONSANGUINS.	P. 100.
Fieuzal (²)........	21	8	38
Mooren (3)........	»	»	33
Leber (4)........	66	18	27
Saemisch (5).....	60	15	23

(1) *Journal of the statistical Society.* 1875.

(2) *Dictionnaire encyclop. des sciences médicales* de Dechambre, t. XIX, art. *Consanguinité.*

(3) *Funf Lustren ophtalmologischer Wirksamkeit.* Wiesbaden 1882, p. 219.

(4) *Handbuch der Augenheilkunde, von Graefe und Saemisch,* V, p. 654.

(5) Derigs, *Uber Retinitis pigmentosa,* Bonn, 1882, p. 21.

Fieuzal rapporte un cas observé par lui, à Paris, de deux époux (cousin et cousine) ayant eu quatorze enfants dont huit moururent en bas âge, sans que leurs yeux eussent été examinés. Les six derniers étaient aveugles ou faibles de vue; chez quelques-uns, *Fieuzal* constata l'existence de la rétinite pigmentaire.

La statistique française, depuis bien des années, relève le nombre des mariages consanguins.

Parmi ceux-ci, je ne considérerai que les mariages entre neveu et tante, oncle et nièce, cousins germains.

Parmi tous les mariages relevés en France de 1853 à 1859, la proportion des mariages consanguins fut de 0,9 %; de 1861 à 1874, 1,2 % (1) ; si donc la consanguinité des parents n'avait rien à voir dans la rétinite pigmentaire, on ne pourrait la constater que chez à peu près 1 % des cas de rétinite pigmentaire. Mais la statistique citée ci-dessus a démontré que la consanguinité des parents se rencontre dans 25 à 38 % des cas de rétinite pigmentaire; celle-ci est donc environ trente fois plus fréquente chez les enfants issus de mariages consanguins que chez les autres.

Voici les principaux États d'Europe, dans lesquels les lois se préoccupent des mariages consanguins :

1° La Russie les interdit jusqu'au septième degré (2);

2° L'Autriche, jusqu'au troisième (oncle et nièce, neveu et tante) et jusqu'au quatrième aussi (enfants de frère et de sœur) (3).

---

(1) Boudin, *Ann. d'hygiène pub.*, 2ᵉ série, t. XVIII.
(2) Ritter, *Osterreich. Eherecht.* Leipzig, 1876.
(3) § 65 *des bürgerl. Gesetzbuches.*

Il en est de même pour la Suisse (1) ;

3° En Angleterre, le mariage est interdit, à moins de dispense, entre les parents du troisième degré, mais il y est autorisé au quatrième (2).

En France (3), en Italie (4), en Hollande (5) et en Roumanie, les mêmes lois sont établies.

4° En Allemagne, il est interdit entre les enfants de frère et de sœur, mais il est autorisé au troisième et au quatrième degré (6).

Je passe les mariages entre beau-frère et belle-sœur, qui ne relèvent pas de la consanguinité, et je ferai remarquer que par une contradiction regrettable, la loi anglaise, qui autorise les mariages entre enfants de frère et de sœur, les interdit entre beau-frère et belle-sœur.

Les cas de rétinite pigmentaire sont, du reste, assez rares pour ne pas motiver peut-être la prohibition des mariages consanguins, qui figurent dans la statistique des mariages pour le chiffre de 1 %.

(1) *Loi fédérale*, § 28.
(2) Stephen, *New commentaries on the laws of England*. London, 1844, vol. II, p. 284.
(3) *Code civil*, § 163.
(4) *Code civil*, § 58.
(5) *Code civil*, § 88.
(6) *Deutsches Reichsgesetzbuch*, § 33.

DEUXIÈME SECTION

§ 5. Ces maladies sont tantôt locales et tantôt la suite de maladies générales. Les premières reconnaissent quelquefois pour cause une infection, d'autres fois elles sont spontanées.

Parmi les maladies infectieuses, il faut ranger l'ophthalmie des nouveau-nés et la diphthérie, qui trouveront, toutes les deux, leur développement au chapitre des maladies analogues des adultes.

Je renvoie aussi à cette place, pour ce que j'ai à dire du trachome.

Les maladies purement locales et non infectieuses des yeux ne sont que rarement dangereuses au point de rendre aveugle. Il faut cependant en excepter les blessures, dont je parlerai plus tard.

Les maladies des yeux les plus fréquentes chez les enfants sont celles qui sont causées par une maladie générale. La plus importante est la scrofulose, qui se localise dans l'œil sous la forme de conjonctivite phlycténulaire (pustuleuse). Ces maladies se trouvent, dans la majorité des cas, unies à d'autres signes de scrofulose, de sorte que *Arlt* les a très justement désignées sous le nom de conjonctivites scrofuleuses.

Il réunit sous ce titre les affections de la conjonctive et de la cornée tout ensemble, en ce sens qu'il considère les dernières comme une propagation de la maladie de la conjonctive bulbaire au feuillet conjonctival de la cornée.

Les suites de ces inflammations scrofuleuses occasionnent, dans les cas les plus graves, des troubles de la cornée capables d'amener la cécité.

La scrofulose cause aussi quelquefois une espèce de kératite parenchymateuse, ainsi que des maladies profondes de l'œil, telles que l'iritis, l'iridocyclite et la choroïdite. La scrofulose menace encore indirectement l'œil en se portant sur ses annexes.

C'est ainsi qu'une blépharite opiniâtre, par exemple, entraîne souvent l'inflammation de la conjonctive et de la cornée ; la carie de l'os orbitaire cause fréquemment un ectropion désastreux pour la cornée. Cependant il arrive rarement que les maladies scrofuleuses des yeux conduisent à une complète cécité.

Cohn a établi la proportion de 7 $^{0}/_{00}$, et *Magnus*, de 0.4, parmi toutes les causes de cécité réunies. *Birch-Hirschfeld* a trouvé dans l'établissement des aveugles de Saxe, qui ne renferme que des jeunes enfants aveugles, 6 % d'aveugles par scrofulose. Mais si la cécité complète par la scrofulose est rare, il n'en est pas de même pour la diminution de la force visuelle.

Presque tous les troubles de la cornée rencontrés chez les jeunes patients sont provoqués par des inflammations scrofuleuses réitérées des yeux.

Cohn, parmi 10,060 écoliers observés, en a trouvé 2 % affectés de troubles de la cornée.

La seule prophylaxie réelle de la scrofulose réside dans l'amélioration du sort des basses classes, car avec l'élévation de la prospérité chez le peuple, il est incontestable que la nourriture sera meilleure et l'usage de la viande plus répandu ; les logements aussi seront plus spacieux, l'encombrement moindre et les ateliers plus conformes aux véritables lois de l'hygiène sous le rapport de leur construction et de leur ventilation. Les enfants, au lieu d'être dispersés trop tôt dans des fabriques, iront davantage à l'école. Il m'est impossible d'entrer ici dans les détails de cette question, qui touche plus encore à la politique sociale qu'à la médecine. J'y reviendrai plus tard.

Le traitement des maladies scrofuleuses des yeux ne doit pas seulement être local, mais aussi général, sous peine que des récidives ne réduisent la force de la vision. Il faut placer les jeunes enfants dans les meilleures conditions de vie possible et, à cet égard, il faut convenir que la création des colonies de vacances et des stations maritimes a été du plus heureux effet.

Les colonies de vacances ne prennent pas d'enfants malades, mais seulement des enfants faibles de constitution. Leur but est surtout prophylactique. C'est le pasteur *Bion*, de Zurich, qui le premier organisa ces colonies (1) (1878). Elles s'établirent successivement en Suisse, en Allemagne, en Autriche et en Italie, dans des contrées saines et souvent montagneuses. L'influence favorable qu'exerce sur les enfants le séjour dans ces colonies saute aux yeux. Le recensement fait parmi les enfants ayant usé d'un pareil

____

(1) *Warrentrapp* IV. *Congrès d'hyg.*, Genève, 1882, t. I, p. 160.

séjour a montré chez eux, dans l'année suivante d'études, une amélioration notable et persistante. Ce n'est pas tout à fait ainsi qu'on procède en Danemark, où il est d'usage de placer, pendant les vacances, les enfants, d'habitude à deux ou trois, en pension chez des paysans. Cette méthode est sous certains rapports inférieure à celle des colonies de vacances ; mais elle a, d'un autre côté, l'avantage inappréciable de causer moins de dépenses, les paysans prenant les enfants presque pour rien.

En Danemark, dans les dernières années, on ne comptait pas moins de sept mille enfants ayant passé de cette manière l'été à la campagne. Dans le même espace de temps (1876 à 1881), le nombre des enfants reçus dans les colonies de vacances s'est élevé seulement à cinq mille neuf cent quatre-vingt-quatre pour les trois pays de Suisse, Autriche et Allemagne. Hambourg et Brème ont commencé à imiter cet exemple, donné par le Danemark.

Quant aux enfants vraiment malades, les sanatoria sont tout naturellement désignés, parce qu'ils sont établis en partie sur les bords de la mer, en partie dans des stations de bains, connues pour leur action favorable sur la scrofulose.

La plus ancienne station maritime remonte au siècle dernier. C'est l'hôpital national de Margate, sur le rivage anglais, qui reçoit chaque année sept cents enfants. Abstraction faite de cette institution, c'est en Italie, qui ne compte pas moins de vingt établissements de ce genre (ouverts une partie de l'année), qu'ont été fondées les premières stations maritimes. Les autres États européens ne tardèrent pas à suivre son exemple et bientôt aussi l'Amérique du nord. En Italie, le séjour des enfants est, en moyenne, de quarante-cinq jours. En France, au contraire, il s'étend de neuf à douze mois.

A l'égard des inflammations scrofuleuses récentes des yeux, on n'est pas toujours fixé sur la façon dont agissent, par exemple, le séjour au bord de la mer et les bains; mais il est hors de doute que les enfants qui, après une première attaque, sont conduits dans ces stations, reviennent chez eux plus forts et moins exposés aux récidives. On peut en dire autant des bains d'eau salée, qui se trouvent dans beaucoup de stations de bains, pour les enfants pauvres et qui sont très utiles pour combattre la scrofulose (1). Ils se recommandent moins pour les cas récents que pour les affections oculaires d'origine scrofuleuse déjà au déclin.

Malheureusement, on n'a pas encore pu donner à cette philanthropique organisation le développement nécessaire, parce qu'elle dépend surtout de contributions volontaires : il faudrait d'abord obtenir du gouvernement qu'il accordât des subventions et qu'il abandonnât des terrains pour la construction d'hospices ; il faudrait aussi s'entendre avec les chemins de fer pour le transport gratuit (aller et retour) des enfants, et intéresser le public à ces œuvres par la voie des journaux, par des conférences, etc.

§ 6. Les autres maladies générales des enfants qui peuvent engendrer des maladies des yeux ne jouent, relativement à la scrofulose, qu'un rôle secondaire. Le rachi-

____

(1) *Uffelmann* donne (*Deutsche Vierteljahrschrift f. Gesundheitspflege,* XII. B, page 704) une petite carte des sanatoria établis pour les enfants au bord de la mer et à la campagne; elle désigne aussi les bains salés.

tisme peut être la cause d'une cataracte lamellaire. Les maladies tuberculeuses des yeux sont trop rares pour être prises ici en considération.

La syphilis héréditaire existe fréquemment chez les enfants, qu'elle rend souvent cachectiques.

Les diverses manifestations de cette maladie sont tellement semblables à celles de la scrofulose, qu'il est parfois difficile d'établir une différence entre les deux maladies. L'usage des toniques est souvent préférable, pour les enfants, à un traitement sévèrement antisyphilitique.

Dans le marasme général des enfants, *de Græfe* (1), le premier, a décrit sous le nom de kératomalacie une variété de suppuration de la cornée, qu'il a liée à tort à l'encéphalite. Il avait, en même temps, observé la xérose de la conjonctive, sans toutefois la décrire d'une manière spéciale. *Cohn* (2) en a fait, le premier, ressortir la connexité, et dans tous les cas graves de xérose de la conjonctive observés par lui, il existait en même temps un marasme général.

Nous avons donc, dans le marasme, la xérose de la conjonctive et la suppuration de la cornée, un ensemble bien défini de symptômes. Si l'enfant ne succombe pas aux suites de son marasme, ce qui arrive le plus fréquemment, la force visuelle, tout au moins, est sérieusement atteinte, sinon entièrement abolie. La kératomalacie est le plus souvent la conséquence de la syphilis héréditaire et elle est, en résumé, assez rare (3).

(1) Græfe's *Archiv f. Ophthalmologie*, XII B., 2 Abth., p. 250.
(2) *Ueber Xerosis conjonctiv*. Breslau, 1868.
(3) Cohn a trouvé parmi 1000 aveugles, 8 cas de kératomalacie.

Elle existe surtout en Russie et au Brésil ; en Russie particulièrement après les grands jeûnes, où elle enlève beaucoup d'enfants ou les rend aveugles (1). Au Brésil, les enfants mal nourris des nègres en sont surtout frappés (2). Le traitement doit, avant tout, consister dans l'amélioration de la nourriture, et localement dans l'emploi de lotions chaudes.

Bien d'autres maladies de l'enfance, telles que les exanthèmes aigus, le typhus, la méningite, la toux convulsive, etc. (3) peuvent être accompagnées de maladies des yeux. J'y reviendrai dans la quatrième section.

(1) Thalberg, *Arch. f. Augenheilkunde*, t. XII, p. 320.

(2) Gouvea, von Græfe's, *Arch. für Ophth.*, XXIX, B. 1 Abth., p. 167, Leber, von Græfe's *Arch.*, XXIX B., 3 Abth. p. 225.

(3) Landesberg (*Med. and surg. reporter*, XLIII, sept. 1880) cite quatre cas d'inflammation des yeux, dans la coqueluche : deux fois, névrite optique (guérie dans le premier cas avec $V = 15/30$; dans le second, avec $V = 15/100$) ; une fois exophthalmie ; une fois enfin luxation du cristallin.

TROISIÈME SECTION

MALADIES CAUSÉES PAR L'ÉTUDE ET L'ÉDUCATION.

Les maladies dont il s'agit dans ce chapitre sont la myopie et le trachome. Ce dernier est endémique dans les écoles et les établissements charitables de certains pays. J'en parlerai plus tard, ne m'occupant en ce moment que de la myopie.

CHAPITRE PREMIER

Causes de la myopie

§ 7. La myopie est tantôt congénitale, tantôt acquise. Il se présente quelquefois, dans les cliniques, des gens qui n'ont peut-être jamais appris à lire et qui, sûrement, n'ont point été accoutumés à un travail rapproché, et qui cependant ont un haut degré de myopie et déclarent avoir été myopes depuis leur extrême enfance, aussi loin que leur mémoire leur permet de rassembler des souvenirs. Ce sont des gens atteints *de myopie congénitale*, et qui se trouvent en nombre assez égal, dans toutes les classes de la société. *Tscherning* (1), qui pendant plusieurs années a examiné tous les hommes qui se présentaient devant les commissions de conscription, les a partagés en six classes d'après les efforts plus ou moins grands que leur état imposait à leurs yeux. Il trouva que les myopies élevées, c'est-à-dire

(1) Græfe's *Archiv*, XXIX B., 1 Abth., p. 201.

au-dessus de 9 D., étaient, dans les six classes, assez également partagées. Il plaça les trois classes supérieures d'un côté et les trois classes inférieures d'un autre; les trois premières présentèrent 0,56 % et les dernières 0,73 % de ces myopies élevées congénitales (1).

§ 8. Tandis que la myopie congénitale est relativement assez rare, la *myopie acquise* est, au contraire, fréquente. Elle reconnaît plusieurs causes, parmi lesquelles la plus importante est le travail assidu *de près*. En effet, elle est fort rare chez les nouveau-nés et chez les peuples non civilisés; enfin, chez les peuples civilisés, elle est en rapport direct avec les efforts qui sont imposés aux yeux. *Jäger* (2) entreprit, le premier, des recherches sur la réfraction des nouveau-nés et il constata que sur cent enfants de neuf à seize jours, il se trouvait 78 My, 17 H, et 5 E. — *Horstmann* (3) trouva, sur soixante-dix-neuf nouveau-nés, neuf myopes, Ely (4) 11 sur 100.

Enfin *Königstein* (5), sur six cents et *Schleich* (6), sur trois cents, n'ont trouvé aucun cas de myopie (7). En ce qui

(1) Sormani, en Italie, a trouvé la plupart des myopies élevées, parmi les habitants des provinces du sud et des plages; sur plus de 2 millions de recrues venant de ces régions, il a établi 2,8 p. 100 de myopes avec une myopie supérieure à 6.5 D.; 70 p. 100 ne savaient pas lire; leur myopie, indépendante de leurs occupations, était probablement congénitale.

(2) *Einstellungen des diopt. Apparates*, p. 20.

(3) Horstmann (*Bericht über die Heidelberger Ophth. Versamml.*), 1879, page 241.

(4) Knapp's *Archiv*, IX B., p. 431.

(5) *Wiener Med. Jahrbücher*, 1881, p. 47.

(6) *Mitth. aus der ophth. Klinik, in Tübingen*, t. II, p. 44.

(7) Au congrès international de Copenhague (1884), une communication de Bjerrum et Löwegren confirme ces derniers résultats.

concerne les travaux d'*Horstmann* et d'*Ely*, sur la myopie, peut-être la myopie constatée par eux sur les nouveau-nés a-t-elle en partie pour cause une trop forte réfraction de la lentille, et dans ces conditions, la plupart de ces yeux sont-ils devenus emmétropes avec l'âge. *Cohn* (1) a trouvé, chez les enfants d'une école de village, seulement 1,4 °/₀ de myopes. Les hommes, dans le fait, ne naissent pas myopes et ne le deviendraient point, s'ils ne forçaient pas leurs yeux au travail de trop près. Chez les peuples non civilisés la myopie est aussi rare que chez les nouveau-nés.

Chez les peuples civilisés au contraire, la myopie s'observe en nombre considérable, ainsi que l'ont démontré les travaux de *Cohn* et autres auteurs, qui sont tous d'accord pour reconnaître que celle-ci existe surtout parmi les personnes qui se livrent assidument à un travail de trop près.

On se fera une idée de l'importance de la profession à ce point de vue, par les examens qui sont pratiqués sur un grand nombre de personnes appartenant à toutes les professions, par exemple pour l'incorporation. *Seggel* (2) et *Tscherning* (3) ont dressé à cet égard des statistiques ; *Seggel* a examiné 1,600 soldats de la garnison de Münich. Il les partagea en cinq classes d'après les efforts de la vue exigés par leur profession. La première comprenait les gens de la campagne, la seconde, ceux qui avaient appris un métier à la ville, employés à la journée, etc.; la troisième, les artisans; la quatrième, les négociants, les écrivains, les compositeurs d'imprimerie, etc.; la cinquième, les gens

(1) *Hygiene des Auges in den Schulen.* 1883, p. 47.
(2) *Bayer ærzt. Intelligenzblatt*, 1878, p. 33.
(3) *Græfe's Archiv*, XXIX B., I Abth., p. 201.

ayant droit au volontariat d'un an, donc particulièrement des étudiants.

Dans ces cinq classes, la myopie était répartie comme suit :

2 %, 4 %, 9 %, 44 %; 58 %.

Tscherning a constaté sur 7,523 militaires, divisés en six classes, les proportions suivantes pour la My. :

2 % ; 5 % ; 12 % ; 13 % ; 16 % ; 32 %.

Ces chiffres prouvent d'une manière évidente que la myopie acquise repose principalement sur les exigences de la profession et de l'instruction.

§ 9. *La myopie dans les écoles.* — Les nombreux examens des yeux des écoliers ont prouvé :

1° Que le nombre des myopes est d'autant plus grand que les classes sont plus élevées.

Voici les résultats de l'examen de 10,060 enfants fait par Cohn :

	Nombre % des myopes.	Degré moyen de la myopie.
Écoles de village...........	1.4	1/24.4
— élémentaires........	6.7	1/22.7
Écoles supérieures de filles..	7.7	»
Écoles moyennes...........	10.3	1/21.9
Écoles industrielles........	19.7	1/19.6
Lycées....................	26.2	1/18.7
Université................	59.	1/12.2

Ces chiffres sont même inférieurs à ceux de plusieurs autres auteurs, Cohn n'ayant pas tenu compte des myopies au-dessous de 1 D. (1/36). Ainsi on a examiné cinq lycées, dans lesquels la myopie s'élève au delà de 50 %.

A l'école de théologie de Tübingen, *Gärtner* (1) a trouvé 78 % de myopes.

(1) Berlin und Rembold, *Untersuchungen über den Einfluss des Schreibens.* Stuttgart, 1883, p. 46.

2° *Dans toute école, le nombre de myopes augmente de classe en classe. Cohn* a fait dans les lycées des examens qui démontrent que depuis les classes les plus basses jusqu'aux plus élevées, le nombre des myopes augmente sans cesse et doit se grouper de la manière suivante :

15, 5 %; 18, 2 %; 23, 7 %; 31, %; 41, 3 %; 55, 8%.

La courbe ci-dessous est aussi empruntée à *Cohn*, et dé-

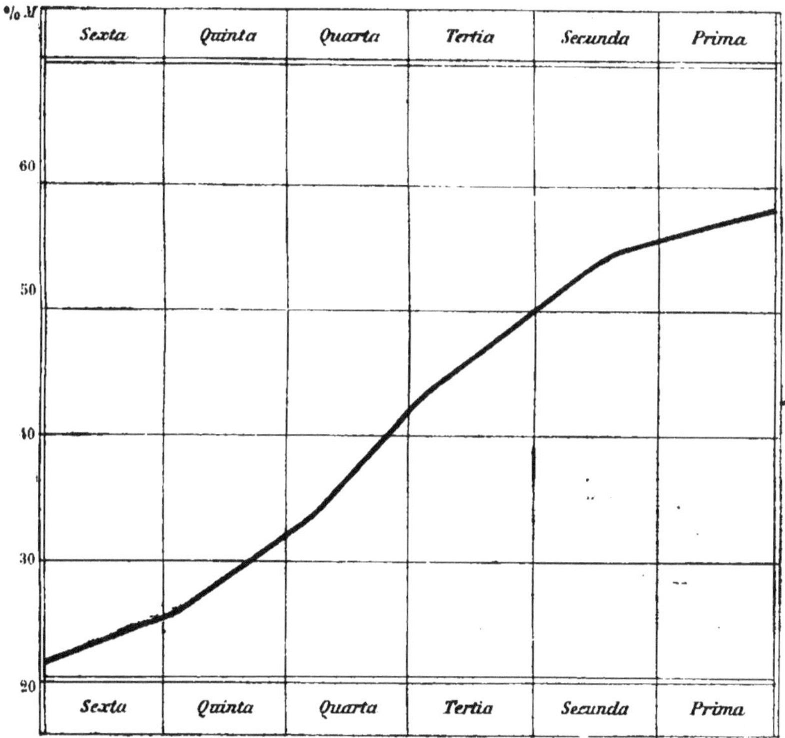

Fig. 1.

signe l'accroissement de la myopie depuis les classes les plus basses jusqu'aux plus élevées Elle a été établie sur

vingt-quatre lycées et écoles industrielles dont les élèves
ont été examinés.

3° Le degré moyen de myopie croît de classe en classe,
comme il ressort du tableau précédent.

Comme conclusion, je dirai : 1° qu'au cours des études,
un grand nombre d'enfants emmétropes et hypermétropes
deviennent myopes ; 2° que chez les myopes, le degré de la
myopie va toujours en augmentant. Ce fait a été prouvé à
l'évidence par des examens qui ont porté sur les mêmes
élèves, à différentes époques. Ainsi *Cohn* (1), en répétant
l'examen d'une série d'élèves après un intervalle d'une
année et demie, a constaté que la myopie avait augmenté
chez plus de la moitié des élèves myopes ; la myopie des
élèves en général s'était élevée d'une moyenne de 1/20, à
une moyenne de 1,14 (de 1,75 à 2,50 D).

Cela fait donc un accroissement de réfraction de 1/50
(0,75 D) pour une année et demie, ou de 1/75 (0,5 D) pour
une année. Parmi les étudiants en médecine, *Cohn* n'en
trouva pas moins de 37 °/₀ dont la myopie s'éleva à
1/9 (4 D). Si dans la masse, elle monte par an de 1/75, on
arrive à de très hauts degrés de myopie, et l'on voit dès
lors l'avenir qui est réservé aux jeunes gens ainsi atteints.

Il faut donc regarder les études comme la cause la plus
efficace de la myopie. Le travail qu'elles exigent ne peut se
soutenir que grâce à des efforts qui entraînent souvent
l'allongement du globe. Ce n'est pas ici le lieu d'entrer
dans la discussion du développement de la myopie ; il suffit
de constater que c'est l'accommodation et la convergence

____

(1) Cohn, *Hygiene des Auges*, p. 65-67.

soutenues, qui jouent le rôle prédominant dans la genèse
de la myopie.

Les intéressants examens pratiqués en commun par
Berlin et *Rembold* montrent que presque tous les écoliers se
tiennent beaucoup plus près qu'il ne le faut de leur travail.
Ainsi dans une école de jeunes filles âgées de six ans, la
distance entre les yeux et la pointe de la plume était pour
la plupart, en moyenne de 11 centimètres (1).

§ 10. On se demandera peut-être pourquoi les individus qui ont à faire avec leurs yeux des efforts soutenus,
ne deviennent pas tous myopes.

Cela ne peut tenir qu'à des circonstances particulières qui
ne se rencontrent que chez certains individus, et sur lesquelles on est encore peu fixé ; mais ce qui ne saurait plus
faire de doute aujourd'hui, c'est que les principaux facteurs
de la myopie, sont : 1° diminution de l'acuité visuelle qui
force l'individu de rapprocher outre mesure son travail.
Elle peut résulter de vices congénitaux des yeux, tels que
l'albinisme, l'astigmatisme, l'amblyopie ou de vices acquis,
par exemple les taches de la cornée, etc. ; 2° les troubles
d'équilibre qui existent souvent entre les muscles des yeux ;
3° l'hérédité, qui se fait sentir en ce sens, que des enfants
nés de parents myopes ne viennent pas au monde myopes,
mais apportent une disposition particulière, qui dans certaines circonstances développe en eux la myopie. Il semblerait que la myopie est moins répandue parmi les
femmes que parmi les hommes, mais cela paraît tenir à ce
que les femmes myopes s'abstiennent pour la plupart de
porter des lunettes et surtout aussi à ce que leur éduca-

(1) *L. c.*, p. 32.

tion, dès l'enfance, exige de leurs yeux d'assez faibles efforts. Cependant les nouveaux examens sur la myopie n'ont établi à cet égard, en somme, aucune réelle différence entre les deux sexes.

AUTEURS.	LOCALITÉS.	LIEUX D'ENSEIGNEMENT.	MYOPIE P. 100.	
			GARÇONS.	FILLES.
Netoliczka..	Graz, 1881.	Écoles de village.	4	8
— ..	—	— de la ville.	10	13
Pflüger.....	Lucerne, 1876.	— inférieures.	5	8
Nicati	Marseille, 1879.	— primaires.	8	7
—	—	— israélites.	15	10
Florschütz..	Cobourg, 1880.	— moyennes.	12	14
— ..	—	— —	4	7
Just.........	Zittau, 1879.	— —	15	14
Reich	Tiflis, 1878.	Lycées.	37	25

Nationalité. — La myopie règne à des degrés divers, chez les diverses nations; elle augmente avec les degrés d'étude, et est presque inconnue chez les peuples non civilisés.

Érismann a signalé la différence qui existe en Russie, au point de vue de la myopie, entre les élèves internes et externes dans les lycées.

Chez les premiers, elle s'élève à..... 42.1 0/0
Chez le seconds.   —   ..... 35.4 —

Dor, au lycée de Lyon, a trouvé :

Pour les internes.................... 33 0/0
Pour les externes.................... 18 —

Pour les autres pays, les recherches sont loin d'être complètes ; voici néanmoins les résultats des recherches qui ont porté sur des élèves suivant le même genre d'études, mais appartenant à des nations différentes :

AUTEURS.	LOCALITÉS.	LIEUX D'ENSEIGNEMENT.	MYOPIE P. 100.					
Loring et Derby..	New-York, 1876.	?	Allemands..	24	Américains.	20	Irlandais..	14
Collard.........	Utrecht, 1881.	Université.	—	40	Hollandais..	27	»	
Pflüger.........	Suisse, 1875.	Instituteurs.	—	24	Français ...	14	»	
Nicati	Marseille, 1879.	École de garçons.	Israélites...	15	Chrétiens .. (Français).	8	»	
— ..`.........	—	École de filles.	— ...	10	Chrétiens ..	7	»	
Reich.........	Tiflis, 1878.	Lycée de garçons.	Russes.....	30	Arméniens .	38	Géorgiens.	45
—	—	Lycée de filles.	—	30	—	24	—	21
—	—	École de la ville.	—	2	—	14	—	14
—	—	École normale.	—	8	—	25	—	10

Cette table prouve que le plus grand nombre des myopes a été trouvé parmi les Israélites et les Allemands, mais ces examens sont encore trop peu nombreux pour permettre de tirer une conclusion définitive à ce sujet.

§ 11. Après avoir établi la fréquence de la myopie, il reste à faire comprendre aussi qu'elle est un danger qu'il faut combattre par tous les moyens possibles, en reconnaissant toutefois que les cas de cécité complète à la suite de la myopie sont rares, en comparaison du grand nombre de myopes.

D'après *Magnus*, la choroïdite due à la myopie entre pour 0.94 °/₀ parmi les causes de cécité. Il faut y joindre une partie des décollements rétiniens, ce qui, tout réuni, nous donne le chiffre de 5,68 °/₀. Plus fréquents au contraire sont les cas, où la myopie, augmentant avec l'âge, ne rend pas complètement aveugle, mais diminue à ce point la vision, chez ceux qui en sont atteints, qu'elle les rend incapables de voir assez pour travailler et gagner leur vie.

Cohn a, dans sa statistique des aveugles, signalé les yeux qui n'étaient plus aptes au travail; il a établi que les décollements de la rétine consécutifs à la myopie représentent 4,6 °/₀, la rétinite centrale myopique, 6, 3 °/₀.

La myopie, en résumé, représente la cécité monolatérale par le chiffre de 10 °/₀.

CHAPITRE DEUXIÈME

Prophylaxie de la myopie

Comment s'y prendre pour réduire à son minimum le développement progressif de la myopie, qui menace d'atteindre les proportions d'une calamité sociale, sans toucher en rien aux exigences de .plus en plus grandes de l'instruction publique ?

On ne le peut qu'en édictant un certain nombre de mesures générales et spéciales applicables aux écoliers et aux écoles à tous les degrés de l'éducation de la jeunesse.

A. — Mesures qui regardent le local de l'école.

I. — MESURES GÉNÉRALES

§ 12. *Éclairage.* — *Cohn* a déjà, dans ses premières recherches en 1865, appelé l'attention sur ce point. Vingt écoles élémentaires dans lesquelles les exigences de l'enseignement étaient sensiblement les mêmes, montrèrent, quant au nombre des myopes, une différence qui variait selon l'éclairage des salles d'étude de $1,8\,^0/_0$ à $15\,^0/_0$. Dans les nouvelles écoles établies dans des rues larges, on trouva de 1,8 à $6,6\,^0/_0$ de myopes, tandis que les écoles situées dans les rues étroites de la vieille ville en renfermaient de 7, 4 à $151\,^0/_0$. *Florschütz*, en 1874, trouva dans les écoles de Cobourg $21\,^0/_0$ de myopes et en 1877, après la construction d'un certain nombre d'écoles nouvelles, il constata que ce même nombre était tombé à 15 $^o/_o$. L'importance d'un bon éclairage est donc indiscutable.

Quelle est la quantité de lumière nécessaire dans une salle d'étude ?

Le mauvais éclairage est nuisible parce qu'il oblige à s'approcher trop de l'écriture ou du livre, forçant ainsi l'accommodation et la convergence.

L'éclairage est suffisant, lorsqu'il permet, à une distance commode (par exemple 30 cent.), de lire l'impression fine, comme les caractères de Snellen 0,5. Il y a plusieurs manières de reconnaître si l'éclairage est convenable.

La première méthode consiste à examiner quelle partie du ciel est visible de chaque place ; car dans une salle d'étude il ne s'agit pas seulement de l'éclairage général de la pièce, mais de l'éclairage de chaque place en particulier ; même la plus mauvaise place doit être suffisamment éclairée. Cette méthode a été proposée par *Javal* et par une Commission instituée par le gouvernement français, en 1881. La commission a établi, comme minimum de lumière, qu'à la hauteur d'une table d'école, l'œil puisse apercevoir le ciel, dans une étendue verticale, d'au moins 30 centimètres comptés à partir du bord supérieur des fenêtres.

On pourrait y objecter que l'éclairage d'un point déterminé ne dépend pas seulement de la portion du ciel aperçu, mais aussi du reflet des murs, etc. Il est difficile dans chaque cas particulier de tenir compte de tous ces facteurs. Il vaut donc mieux que la quantité de lumière tombant à chaque place soit mesurée directement.

La seconde méthode consiste à prendre, pour base de

l'éclairage, l'acuité visuelle ; plusieurs propositions ont été faites à ce sujet.

Hoffmann dit qu'il faut pouvoir lire à 6 mètres les caractères de Snellen n° 6, mais cela donnera seulement une idée de l'éclairage du mur auquel est suspendu le tableau de Snellen, et n'apprendra rien sur l'éclairage de la place de laquelle on doit le lire.

La proposition de *Laqueur* est meilleure puisqu'il dit qu'il faut être en état de lire commodément les caractères Diamant à 50 centimètres. Le photomètre de Landolt repose sur ce principe. Une petite table porte un groupe de points noirs, sur fond blanc. La distance des points entre eux est de 4 millimètres. Pour pouvoir appliquer cette table, aux tables inclinées de l'école, elle est unie à un miroir, qui projette horizontalement les rayons partant des points. *Landolt* distingue deux cas : Par le meilleur éclairage les points doivent être aperçus à 5 mètres, par un bon éclairage à 3 mètres. Il désigne alors ce dernier éclairage comme les $^3/_5$ de l'éclairage maximum, en partant de cette idée, que l'acuité visuelle est dans un rapport simple avec l'éclairage. Ces méthodes ont ce défaut que l'échelle, à savoir l'acuité visuelle, n'est pas fixe. Il ỹ a en effet des individus qui possèdent le double de l'acuité visuelle et même au delà, et par conséquent ceux-ci, par un mauvais éclairage, pourront encore lire à 6 mètres les caractères Snellen n° 6. Pour ceux qui ont à peine $V = {}^6/_6$, les caractères de Snellen n° 6 deviendront facilement illisibles. D'autres encore, à cause de leur myopie et de leur astigmatisme, etc., ne seront pas en état de faire une telle épreuve. Si c'est un oculiste qui examine l'éclairage d'une pièce, il pourra tenir compte de ces circonstances d'une manière convenable.

Mais il serait désirable d'avoir une méthode, qui dans les mains d'autres personnes, par exemple, du professeur, de l'architecte, etc., etc., pût donner des résultats certains. On a, dans ce but, essayé les diverses méthodes de photométrie. Elles ne donnent rien d'absolu, mais seulement une mesure relative de l'intensité lumineuse par la comparaison de deux sources lumineuses entre elles. D'après ce principe, *Bertin-Sans* (1) a fait construire un photomètre, qui est destiné aux salles d'étude. J'ai fait, avec cet appareil, un certain nombre d'essais qui ne m'ont donné aucun résultat satisfaisant.

Tout récemment *Cohn* (2) s'est servi d'un photomètre construit par Weber et qui réunit toutes les conditions; malheureusement son prix élevé (300 marcs) s'oppose à son emploi d'une manière générale. Il serait beaucoup à désirer qu'on imaginât un photomètre simple et pas trop cher, accessible à tous et qui pût cependant donner des résultats suffisamment exacts.

Voici les conditions nécessaires à réaliser dans la construction d'une école, au point de vue de l'éclairage :

§ 13. 1) *Situation du bâtiment d'école.* — Tout d'abord il faut se demander de quel côté devra venir l'éclairage ? On s'accorde d'une façon à peu près unanime pour exposer les fenêtres à l'est et au sud-est. *Lang* et *Reclam*, cependant, avec quelques autres, se prononcent en faveur de l'exposition au nord, afin d'éviter la lumière directe du soleil; mais on peut objecter à cela qu'on n'a jamais assez de lumière, et

(1) *Annales d'hygiène*, t. VII, p. 46 et 127.
(2) *Deutsche med. Wochenschrift*, n° 38. 1884.

que la lumière directe du soleil peut s'éviter grâce à certaines dispositions. Les chambres situées du côté du soleil sont plus faciles à chauffer en hiver, elles sont avant tout plus gaies et plus saines.

La meilleure situation des fenêtres sera donc celle de l'est, du nord-est et du sud-est. Celle de l'ouest convient aux écoles qui n'ont pas de leçons dans l'après-midi. La situation franchement au nord doit être évitée parce qu'elle est trop sombre en hiver et trop privée des rayons du soleil. La situation au sud ne me paraît pas recommandable parce qu'elle apporte trop de chaleur en été et trop de lumière directe du soleil. Une salle d'école est par conséquent bien orientée, lorsque son axe se dirige à peu près du nord au

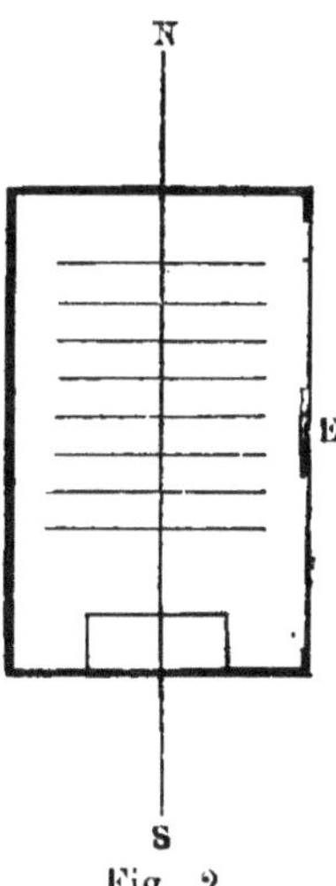

Fig. 2.

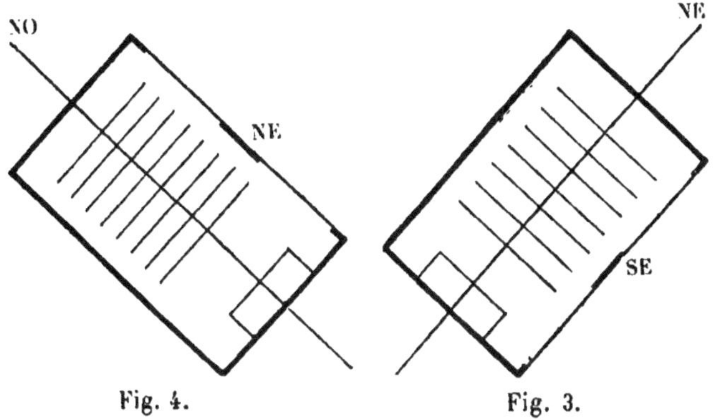

Fig. 4.   Fig. 3.

sud. Le professeur se place du côté du sud, les fenêtres sont à l'est (2). La direction de l'axe située vers le nord-est (3) ou le nord-ouest (4) permet encore une bonne situation des fenêtres, au sud-est ou au nord-est.

Quant à l'orientation du bâtiment lui-même, elle dépend de la forme du plan et de la distribution de l'espace; cela varie donc beaucoup.

En général on obtiendra un plus grand nombre de pièces bien situées en orientant le bâtiment de façon à placer les angles plutôt que les faces dans la direction des points cardinaux (commission Hessoise, Javal); dans le premier cas l'exposition au nord qu'on doit éviter disparaît d'elle-même. Il est certain que le climat, à l'égard de la situation du bâtiment d'école, est un facteur important. Les principes que nous venons d'établir sont applicables aux climats tempérés, tels que ceux de l'Allemagne et du centre et du nord de la France. Tout autrement faudra-t-il procéder dans les pays méridionaux où la situation de la salle d'étude franchement au nord devrait être la meilleure; au contraire, dans les pays septentrionaux, comme par exemple en Angleterre, la situation franchement au sud paraît tout indiquée à cause de l'assombrissement du ciel et de l'humidité de l'air. En outre, souvent des conditions purement locales, comme une haute chaîne de montagnes, un vent dominant, exigent des dispositions spéciales.

Toutes ces considérations relatives à la situation de la salle d'étude tombent en grande partie quand l'éclairage vient d'en haut. Dans ce cas il est aussi indifférent, au moins pour l'éclairage, à quelle distance se trouvent les maisons voisines. Lorsque l'éclairage vient de côté, cette dernière circonstance mérite une grande attention qu'on ne paraît pas lui accorder souvent. *Cohn* fait remarquer à ce sujet avec raison, que le lycée de la Madeleine, à Breslau, est situé tout près d'une haute église qui enlève de la lumière à beaucoup de salles d'étude. Pour savoir quelle doit être la distance des maisons voisines, il faut naturellement se rapporter aux salles installées dans le rez-de-chaussée. Il faut qu'on puisse apercevoir un coin du ciel des places les plus éloignées des fenêtres. Dans ce but, les constructions voisines devraient, d'après Javal, avoir en éloignement le double de leur hauteur. Des constructions de moins de 10 mètres d'élévation, seules, pourraient être plus rapprochées. *Zwerz* demande que la hauteur de la maison de face, vue de la place de l'écolier, ne dépasse pas un angle de 20 à 25° mesuré à partir de l'appui des fenêtres. Ceci concorde avec la condition indiquée plus haut.

Il faudrait donc, lors de la construction d'une nouvelle école, acheter une grande étendue de terrain, afin que la distance qui sépare l'école des maisons voisines fût au moins du double de la hauteur de ces maisons. Une partie de ce terrain pourrait être très utilement transformée en square. Si par une raison quelconque il est impossible de laisser libre un terrain aussi grand, il ne faudra pas mettre de salle d'étude dans les rez-de-chaussée se trouvant du côté du bâtiment où les maisons d'en face leur retirent de la lumière. On pourrait alors disposer, suivant le plan de l'école de Saint-Denis, une grande cour, sur laquelle donneraient les fenêtres des salles d'étude.

§ 14. 2) *Situation et dimensions des fenêtres.* — Il est certain que l'éclairage d'en haut donne la plus grande quantité de lumière. Il suffit pour s'en convaincre de visiter des salles

de dessin et des fabriques éclairées de cette façon. Les toits
de verre ont l'inconvénient d'être obscurcis en hiver par la
neige et d'être trop sous l'influence du soleil en été. Il est
assez facile de remédier au premier de ces désavantages, et
quant au second, je conviens que dans les pays plus chauds,
en Italie, par exemple, les toits de verre sont insupportable-
ment chauds et par là même impraticables pour des
salles d'étude.

Dans les pays moins chauds, il en est autrement. Du reste
la lumière directe du soleil devrait dans tous les cas être
adoucie par des rideaux, stores, etc. Dans ces conditions,
l'éclairage d'en haut est sans aucun doute le meilleur, et je
ne m'explique pas pourquoi le règlement français de 1880
dit simplement : « L'éclairage par un plafond vitré est
interdit. » Malheureusement, l'éclairage par en haut offre
certaines difficultés de construction qui ne permettent son
application que dans des limites restreintes.

Si l'éclairage vient de côté, il doit venir exclusivement
ou en plus grande partie de gauche. L'éclairage monolatéral doit être surtout employé, pour les salles d'étude petites
et moyennes, où il est incontestablement préférable à tout
autre éclairage. Des salles d'étude de grande dimension peuvent même recevoir leur lumière exclusivement
de gauche, si elles sont assez hautes pour que la lumière qui
doit éclairer les bancs les plus éloignés de droite ne tombe
pas trop obliquement. Il ne suffit donc pas qu'il y ait une
certaine relation entre la surface des fenêtres et la super-
ficie de la salle; il faut que la hauteur du bord superieur
des fenêtres soit en rapport avec la profondeur de la salle.

Javal désire que, pour l'éclairage d'un seul côté, l'éloigne-

ment du bord supérieur des fenêtres du sol soit égal à la
profondeur de la salle.

Trélat se déclare satisfait, si la hauteur du bord supérieur
des fenêtres est égale à 0,6 de la largeur de la salle, plus
l'épaisseur du mur. La loi française de 1880 exige que les
fenêtres aient les 2/3 de la profondeur de la salle. Ceci devrait être un minimun au-dessous duquel on ne pût descendre d'aucune manière.

On est souvent obligé de bâtir des salles d'étude pour un
grand nombre d'écoliers. Les salles doivent alors être plus
grandes, mais leur longueur ne doit pas dépasser une certaine limite, afin que les écoliers puissent tous voir le tableau
et que la voix du professeur arrive jusqu'aux bancs, même
les plus éloignés. Il faut donc donner aux salles une profondeur considérable, mais alors on atteint vite les limites de
l'éclairage monolatéral, car les considérations techniques de
la construction ne permettent pas de faire à volonté la hauteur de la pièce.

Bien que l'éclairage d'un seul côté soit préférable, on ne
doit pourtant pas absolument bannir l'éclairage bilatéral.
Il est toutefois préférable à l'éclairage insuffisant (1). La
seconde série de fenêtres doit être disposée derrière l'écolier
ou à sa droite (jamais devant lui). En tout cas, les fenêtres
doivent être distribuées de façon à ce que la lumière
vienne surtout de gauche. La surface des fenêtres, du côté
gauche, devrait au moins avoir les 2/3 de la surface totale
de l'ensemble des fenêtres, ainsi que cela existe à l'école

____

(1) Il faut remarquer que l'éclairage bilatéral facilite la ventilation
par les fenêtres.

de *Ferrand* (Exposition universelle de Paris, 1878) (1).

Dans le cas où le nombre des fenêtres est le même des deux côtés de la salle, la condition précédente est la mieux remplie si les fenêtres du côté droit descendent moins. On évitera certainement alors que les élèves, assis du côté droit, aient l'ombre de leur plume à gauche.

Il faut en outre tenir compte de l'orientation de la salle ; en l'utilisant d'une manière intelligente on peut la faire contribuer à la bonne distribution de la lumière. Par exemple si la salle est disposée de manière que ses deux côtés longs soient exposés au sud-est et au nord-ouest, le professeur sera assis du côté étroit de la salle situé au sud, et il faudra placer du côté sud-est deux fois plus de fenêtres que du côté nord-ouest. Comme la lumière venant du sud-est dépassera de beaucoup celle qui vient du nord-ouest, on sera dans tous les cas sûr d'avoir une bonne distribution lumineuse.

Les fenêtres devront être le plus près possible du plafond, et s'arrêter en bas à 1 mètre du plancher pour éviter le rayonnement de la lumière d'en bas dans les yeux des élèves. Le règlement français prescrit $1^m,20$ (2) ; *Trélat* propose $1^m,30$; la Commission de Bruxelles veut $1^m,55$, chiffres trop élevés, à ce qu'il me semble. Si on craint la distraction des élèves, on mettra en bas un carreau mat.

La dimension des fenêtres doit être en proportion de celle de la salle. Cohn mentionne, dans son travail sur la ma-

____

(1) Du côté gauche des écoliers se trouve une très grande fenêtre de 10 mètres carrés, et du côté droit une autre ayant en surface 5 mètres carrés.

(2) Règlement pour la construction, arrêté ministériel, 17 juin 1880.

tière, les expositions d'écoles modèles faites à Paris et à Vienne, dans lesquelles la proportion entre la surface des fenêtres et le plancher varie de 1 : 8,6 (salle d'étude prussienne, à Vienne) à 1 : 1 (école de *Ferrand*, Paris, 1878).

Les écoles actuelles sont assurément, sous le rapport de l'éclairage, trop en retard sur ces écoles modèles. *Blasius*, parmi les huit cent sept classes du duché de Brunswick, qu'il a visitées, a trouvé 3,1 $^{0}/_{0}$ de celles-ci qui avaient entre la surface des fenêtres et celle du plancher une proportion de 1 : 4 et même plus; dans 22,7 $^{0}/_{0}$ cette proportion était de 1 : 4 à 1 : 7; les premières de ces classes étaient très largement éclairées et les secondes encore suffisamment. Mais, dans les 74 $^{0}/_{0}$ restant, il y avait seulement 1 mètre carré de verre, sur plus de 7 mètres de surface du plancher, de telle sorte que les trois quarts de toutes les salles d'étude du pays étaient éclairés insuffisamment. Quant au minimum d'un bon éclairage, *Cohn* le fixe à 1 : 5; *Erismann* à 1 : 4, 5; la commission de Bruxelles seulement à 1 : 6.

Beaucoup d'autres auteurs ainsi que beaucoup de Commissions n'établissent rien de précis, relativement à la proportion à fixer entre les fenêtres et le plancher, mais se contentent seulement de fixer la hauteur et tout au plus la largeur des fenêtres. J'ai visité la nouvelle école industrielle de Liège, dans laquelle, suivant le règlement belge, la plupart des salles ont la proportion de 1 : 6, qui est insuffisante pour les élèves éloignés. Je suis de l'avis de Cohn, relativement au minimum de surface vitrée que je considère devoir être de 1 : 5.

La couleur et la forme des murs exercent sur l'éclairage une réelle influence. Les murs doivent être gris clair sans être brillants toutefois, afin de réfléchir la lumière et ne pas aveugler les élèves (*Cohn*). La lumière directe du soleil doit être éloignée des bancs des écoliers. Dans ce but, on peut employer des carreaux mats, des stores, des persiennes, des rideaux, etc. Les opinions, à ce sujet, sont partagées : les vitres blanches sont rejetées par les uns, à cause de l'aveuglement qu'elles produisent; les jalousies par les autres comme trop fragiles. Ce qui me paraît le mieux, ce sont des rideaux de couleur grise. Cohn vante les rideaux, qu'il a vus dans l'école modèle américaine, à l'exposition de Vienne. Ils occupaient la moitié des fenêtres, de façon à être descendus dans la moitié inférieure de la fenêtre, à être remontés dans la moitié supérieure, ou à la cacher entièrement selon la nécessité.

§ 15. *Éclairage artificiel.* — L'éclairage artificiel est nécessaire pour l'instruction du soir et, en hiver, pour la première ou même pour les deux premières heures du matin. Les écoles primaires qui n'ont que peu d'heures d'étude peuvent choisir la partie la plus claire de la journée, pour faire leurs classes. L'éclairage artificiel s'applique donc surtout aux écoles moyennes et aux écoles supérieures. Ces dernières se trouvent dans les villes et sont généralement éclairées par la lumière du gaz.

D'après Cohn et Varrentrapp, il devrait y avoir une flamme pour quatre écoliers, les bancs étant à deux places. Les flammes sont pourvues d'un cylindre et d'un abatjour, qui devrait être en zinc et laqué de blanc à l'intérieur. Devant le tableau noir, il devrait y avoir une ou plutôt deux lampes (une de chaque côté). Un réflecteur de fer-blanc devrait projeter la lumière sur le tableau, tout en la dérobant aux regards de l'écolier. Lorsqu'on ne peut avoir le gaz, le pétrole doit être préféré à l'huile. Enfin pour les grandes écoles, où il y a des classes du soir, et spécialement pour l'enseignement du dessin, l'éclairage électrique doit être conseillé. Le premier essai en a été fait à l'école industrielle de Liège ; l'éclairage électrique y fonctionne depuis octobre 1883, époque de l'ouverture de cette école. Trois salles de dessin sont éclairées à la lumière électrique ; chaque salle mesure 12 mètres et demi en largeur et le double en longueur et elle est éclairée par deux lampes électriques à arc, au-dessous desquelles se trouve un miroir concave, qui, d'un côté, dérobe à l'œil le foyer de la lumière et de l'autre la projette sur le plafond blanc. De là, elle se réfléchit partout dans la salle.

Elle vient donc, de fait, d'en haut, et tombe assez régulièrement sur toutes les tables des dessinateurs, tandis que la source même de lumière est cachée. L'éclairage est très abondant sans aveugler aucunement (1).

B. — Mobilier scolaire.

§ 16. Une cause très importante de la myopie scolaire réside en ce que les élèves, en approchant leurs yeux trop près des objets, forcent l'accommodation plus que ne l'exige le travail qu'ils ont à faire.

La distance des objets de travail se trouve en rapport avec la dimension même du corps (*Berlin*). De petits enfants, à cause de leurs bras courts, se tiennent forcément,

(1) Voir aussi § 63 : *Éclairage artificiel.*

pour écrire, plus près de leur travail que des enfants plus grands ou des adultes. A ces différences établies par l'âge, correspond une accommodation plus grande, propre à l'âge de l'enfance et qui décroît plus tard.

Cette distance des objets pour le travail dans les limites fixées par la grandeur du corps varie en raison même des facteurs suivants, dont, à l'exception des deux premiers, nous sommes tout à fait maîtres :

1° Acuité visuelle et réfraction.

2° Éclairage.

3° Grandeur des objets.

4° Méthode d'écriture.

5° Construction des bancs et des tables d'écoles.

6° Tenue habituelle des élèves.

L'écolier est bien placé, si la moitié supérieure de son corps est droite, le bassin et les épaules parallèles au bord de la table et la tête droite aussi, ou très peu inclinée en avant. Les pieds doivent reposer sur le plancher et le dos être soutenu par un dossier montant jusqu'aux reins. Pour écrire, l'avant-bras seul et non le coude s'appuiera sur la table. Avec une pareille tenue, on évitera à l'écolier les déviations de l'épine dorsale et la myopie. Une bonne construction des bancs est absolument nécessaire dans ce but. Il en existe un grand nombre de modèles, qui se trouvent désignés dans les ouvrages de *Cohn*, *Riant* (1), *Baginsky* (2). Je poserai simplement ici les bases principales sur lesquelles ils doivent être établis.

1° *Dimension des bancs.* — Dans chaque classe ils doi-

(1) *Hygiène scolaire*, Paris, 1877.
(2) *Manuel de l'hygiène des écoles*, Berlin, 1877.

vent être de différentes grandeurs, appropriées aux divers âges des enfants qui fréquentent l'école.

2° *La distance verticale* entre la table et le banc doit être seulement un peu plus grande que celle qui existe entre le coude et le siège (soit 1/8 de la longueur du corps).

3° *L'éloignement horizontal* entre la table et le banc doit être négatif, c'est-à-dire que le banc doit s'avancer un peu sous le bord du pupitre pour faciliter l'écriture avec le dos appuyé et le coude non relevé (5 centimètres d'avancement, *Buchner* et *Cohn*).

Cette position relative de la table et du banc n'étant pratique que pour l'écriture, il sera bon que la tablette puisse glisser ou se replier.

Les tables de *Kunze*, d'*Olmütz* et *Cardot* remplissent ce but d'une façon parfaite.

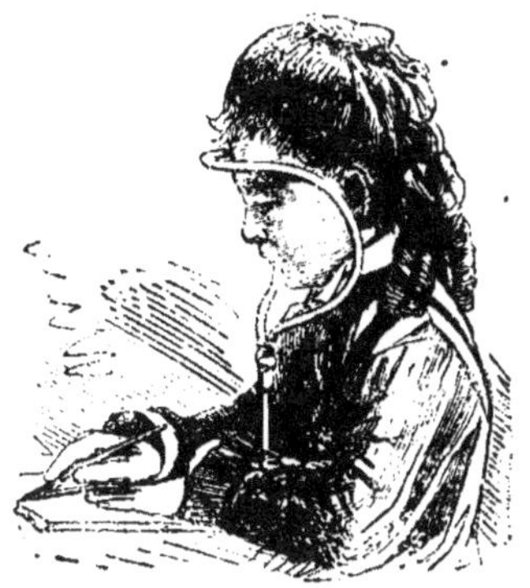

Fig. 5.

4° *La hauteur des bancs* doit avoir les 2/7 de la longueur du corps.

5° La *largeur du banc*, 1/5 de la longueur du corps, soit 22 à 33 centimètres; la longueur de la place pour chaque élève doit être au moins de 64 centimètres (1).

6° Le *dossier* doit monter jusqu'aux reins, et se mouler sur le dos.

7° Le *plan de la table* doit être incliné de façon à faciliter l'attitude droite de l'enfant en même temps que les

____

(1) Le système Gréard n'accorde que 45 centimètres.

mouvements nécessaires du bras. *Cohn* propose une inclinaison de 1 : 6 (9 1/2°).

8° La *largeur de la table* doit être proportionnée à la taille des élèves. D'après Cohn elle doit être au moins 0,40.

Si même ces conditions sont remplies, on trouve encore des élèves qui, par mauvaise habitude, conservent une tenue défectueuse. Ceux-ci devraient faire usage d'un appareil maintenant le front à une distance déterminée de l'objet de travail. Le meilleur a été imaginé par Kallmann à Breslau (fig. 5). Fœrster (1) a retiré de grands avantages de l'emploi de cet appareil combiné aux verres appropriés chez les myopes.

C. — Mesures concernant les élèves.

§ 17. 1° *Écriture.* — On a déjà montré plus haut que la méthode employée pour l'écriture exerce sur l'attitude de l'élève une très grande influence. La mauvaise tenue, dans ce cas, provoque la myopie, en même temps que la déviation de la colonne vertébrale.

Berlin, dont les examens ont porté sur un nombre considérable d'élèves, et récemment sur des personnes écrivant de la main gauche, nous donne la réponse à la question de la relation qui existe entre l'écriture et la tenue du corps.

Dans l'immense majorité des cas, 93 °/₀, il a noté que les yeux fixaient sans cesse en écrivant la pointe de la plume pour les *pleins*, tandis que pour les *déliés* l'œil ne se portait que sur le point final. La fixation des *pleins* s'effectue de telle manière que celui qui écrit place la ligne de base de ses yeux (c'est-à-dire la ligne qui joint leurs deux centres de

(1) *Archiv fur Augenheilkunde*, B. XIV, p. 309.

rotation), perpendiculairement à la direction des pleins ; il trace ces traits parallèlement au méridien vertical du champ de sa vision binoculaire.

Il résulte de ce qui précède que la position de la tête (et partant celle du corps) dépend directement de la position du plein, et si ce dernier a une inclinaison déterminée sur la ligne tracée, elle dépend de la position du cahier. Si l'on veut que la tête et les épaules soient parallèles au bord de la table, il faut que les pleins lui soient perpendiculaires.

Il y a deux façons de réaliser ce but :

1° Par l'*écriture droite* qui exige que le cahier soit placé devant la ligne moyenne du corps, les lignes sont parallèles au bord de la table et les pleins leur sont perpendiculaires. *Cohn*, la Commission officielle française, *Weber*, *Armaignac*, *Layet*, *Schubert* et d'autres se déclarent partisans de cette écriture.

2° Par l'*écriture oblique*. — Il faut, pour avoir une attitude droite du corps et de la tête, placer le cahier de façon que les lignes partant de gauche s'élèvent vers la droite avec une inclinaison de 30 à 40°.

Le cahier doit être placé devant le milieu du corps ; les pleins perpendiculaires au bord de la table doivent former avec la ligne tracée un angle d'environ 50°. L'écriture oblique n'est en somme qu'une écriture droite tracée sur un papier obliquement placé. Ce n'est que si le cahier est placé droit devant l'écolier, comme le veulent certaines méthodes d'écriture, que cela entraîne par là même l'obliquité de la tête et du corps.

Berlin préfère l'écriture oblique à l'écriture droite qui

est plus fatigante et prédispose davantage (d'après Baumler) à la crampe des écrivains.

Quelle que soit du reste la méthode préférée, le maître devra, par des remontrances réitérées, s'opposer à la mauvaise tenue des écoliers et ne pas supporter que ceux-ci, à moins qu'ils ne soient doués d'une trop mauvaise vue, s'approchent à plus de 25 centimètres de leur cahier, qui devra être toujours bien éclairé.

En ce qui concerne les caractères gothiques ou latins, *Soennecken* (1), qui s'est occupé surtout des caractères imprimés, donne la préférence aux derniers, à cause de leur plus grande lisibilité (2). *Berlin* n'a pu constater aucune différence dans l'écart des élèves de leurs livres quand ils écrivaient en caractères latins ou en caractères gothiques (allemands). Or, la preuve certaine n'existant pas, Javal a donc à tort accusé la première de contribuer au développement de la myopie en Allemagne.

Cohn se montre très partisan de l'introduction obligatoire de la sténographie dans les hautes classes des écoles moyennes, dans le but de diminuer le temps que les élèves passent sur leurs tables à écrire. Je dois, d'après ma propre expérience, m'associer à cette proposition ; il serait encore mieux de limiter en général le temps consacré à l'écriture. Ceci s'applique aux écoles moyennes et aux facultés où les cahiers de cours sont en usage.

§18. *2° Lecture.* — *Javal* (3) a le mérite d'avoir le premier cherché à établir sur une base scientifique la *lisibilité* et la

(1) *Écriture allemande et nécessité de sa réforme*, Bonn, 1881.
(2) *Zehenders Monatsblätt r*, p. 187, 1883.
(3) *Annales d'oculistique*, t. LXXXI, p. 69 et 70.

visibilité des caractères d'imprimerie ; celle-ci n'impliquant pas la possibilité de les reconnaître ou de les désigner, ce qui est le propre de la lisibilité. Je voudrais employer ces termes dans le sens suivant : Un caractère est visible, lorsque l'œil peut sous un certain angle en dissocier toutes les parties qui le composent, de façon à pouvoir le reproduire même sans le connaître ; il est lisible lorsque nous pouvons le désigner sans même en embrasser nettement les contours, ainsi qu'il arrive tous les jours, pour des mots que nous lisons sans les avoir pour ainsi dire vus. Pour la lisibilité, il suffit donc de voir certaines parties de la lettre. Mais quelles sont ces parties ? Les pleins, les déliés étant faciles à deviner, Javal fait remarquer avec juste raison que c'est précisément à cela que tient la lisibilité plus facile d'un même mot, selon qu'il est tracé en lettres latines (maigres comme on dit en imprimerie) ou en lettres normandes (grasses), ayant cependant la même hauteur, comme les deux spécimens ci-joints :

VIRIBUS UNITIS.

VIRIBUS UNITIS.

Les lettres grasses sont visibles à une distance beaucoup plus grande, quelle que soit la finesse de leurs traits déliés, ce qui les fait rechercher pour les affiches, enseignes, etc. Les tirets à la fin des caractères n'ont pas seulement pour but de les embellir, en empêchant de les faire paraître arrondis par suite de l'irradiation ; lorsqu'ils terminent un trait délié, ils permettent de distinguer, à une distance où les déliés ne seraient pas encore vus, des lettres voisines telles que E et F.

La forme des caractères exerce aussi une influence sur la lisibilité. Elle devrait toujours être assez caractéristique pour que toute confusion fût impossible. Ce n'est malheureusement pas le cas pour certaines lettres, par exemple : c et e, n et u peuvent facilement être confondues. Javal et Cohn se sont efforcés de remédier à cet inconvénient, dans la mesure du possible. De plus, la lisibilité est en rapport direct avec la distance entre les lettres (approche) et celle entre les lignes (interlignage). Il faut que l'impression soit nette et régulièrement noire, le papier doit avoir une épaisseur suffisante pour que les caractères n'apparaissent pas au travers et être d'une pure couleur blanche; celle-ci me paraît meilleure que la couleur grise ou jaune proposée par certains oculistes.

§ 19. 3° *Dessin et travail manuel.* — Ils exposent comme l'écriture et la lecture aux dangers inhérents au travail de trop près et exigent les conditions suivantes :

1° *Cohn* et *Weber* interdisent tout travail manuel qui demande un rapprochement de plus de 35 centimètres. Les travaux domestiques ordinaires, que les jeunes filles doivent apprendre, peuvent se faire à cette distance. Quant aux travaux bannis de l'école comme trop fins, ceux-là sont pour la plupart des articles de luxe qu'on peut laisser de côté sans aucun préjudice.

2° *Berlin* s'oppose à ce que l'enseignement de ces matières soit commencé trop tôt. Les enfants de six à huit ans placés dans les écoles enfantines ont selon lui des modèles trop petits et difficiles à voir.

3° Pour le dessin aussi bien que pour tous les travaux manuels, les salles doivent être bien éclairées, surtout le soir. La lumière électrique telle qu'elle est en usage à l'école de dessin de Liège est certainement la meilleure.

§ 20. Quand l'éclairage de l'école pendant les classes est le meilleur possible, on ne ménage pas seulement les yeux des enfants, mais on atteint encore un but plus éloigné. Les enfants habitués à un bon éclairage à l'école chercheront aussi à se procurer le meilleur éclairage possible à la maison. Quand ils verront l'importance qu'on attache au bon éclairage de l'école et quand ils auront senti l'agrément de cet éclairage pendant une partie de la journée, ils rechercheront à la maison la place la plus éclairée de la pièce pour y travailler. De cette manière on pourra peut-être arriver à prévenir cette incroyable indolence, grâce à laquelle tant de gens travaillent souvent dans la demi-obscurité, quand ils ont tout près d'eux un bon éclairage.

II. — MESURES SPÉCIALES POUR LES DIFFÉRENTS DEGRÉS
DE L'ENSEIGNEMENT.

§ 21. 1° *Enseignement primaire.* — On ne devrait pas envoyer un enfant à l'école avant l'âge de six ans. Dans un certain nombre de pays, la loi est précise à cet égard et fixe la durée de l'enseignement primaire de six à quatorze ans. Quant au nombre des heures de classe, il devrait être réglé dans les écoles primaires, de la façon suivante : trois heures au maximum pour les classes inférieures, quatre pour les classes supérieures. Les enfants ne devraient jamais rester plus de trois quarts d'heure assis. Comme, plus les enfants sont jeunes, plus il leur est difficile de rester assis tranquillement, il serait bon de ne faire durer chaque leçon qu'une demi-heure dans les classes inférieures. *Zehen-*

der (1) et *Chalybæus* (2) sont de ce dernier avis, du reste appliqué déjà dans quelques écoles. Entre chaque leçon, un quart d'heure à une demi-heure de repos. Pendant cette pause, les enfants iraient dans les préaux et la salle serait aérée (3).

Pendant la récréation, les élèves seraient à l'air libre, en été ; en hiver, dans un espace couvert, où ils pourraient s'amuser, suivant leurs goûts et même faire de la gymnastique, sans toutefois y être contraints. Il faudrait couper les heures du travail assis, par des exercices de chant et de gymnastique, qui doivent aussi compter, comme heures d'étude. La gymnastique devrait commencer dans les plus basses classes d'abord, comme exercice d'ordre, et, aussitôt que l'âge de l'enfant le permettrait, on passerait aux exercices avec des appareils. La gymnastique devrait être obligatoire pour les garçons et pour les filles.

Il serait bon d'habituer les enfants à travailler dans les jardins des écoles, comme en Autriche, ou de leur faire faire, comme en France, de faciles exercices militaires ; ou de les exercer au jeu de paume, à la natation, etc., etc.

Quant à la méthode d'enseignement, nous en avons déjà indiqué les points essentiels relativement à la lecture et à l'écriture ; celle-ci ne devra être commencée que six mois ou un an après la première. Quant au cahier, c'est sa position devant l'enfant, qui détermine la direction de l'écriture. En ce qui concerne le matériel pour écrire, les tables d'ardoise sont d'un usage général. *Horner* a dé-

(1) *Sur l'influence de l'enseignement dans les écoles au point de vue de la myopie.* Stuttgart, 1880.

(2) *Vierteljahresschrift für Gesundheitspflege,* t. II, p. 55.

(3) Roth, *Quatrième congrès international de Genève,* 1883, t. II, p. 402.

montré que la visibilité d'une écriture sur une ardoise est à l'écriture faite à l'encre sur du papier, dans le rapport de 3 : 4. Pour cette raison, et à cause de l'éclat dont brillent ces tables, il conseille de commencer l'enseignement de l'écriture avec du papier et des plumes. *Cohn* préfère des tablettes en pierre blanche, sur lesquelles on écrit avec un crayon particulier et qui sont fournies par Thieben, à Pilsen.

§ 22. 2° *Enseignement moyen.* — C'est dans les écoles moyennes que la vue court les plus grands dangers. Les écoles primaires fournissent peu de myopes, et c'est pour cela qu'il y en a peu, parmi ceux qui entrent dans les classes inférieures de l'enseignement moyen. Au cours des études de cet enseignement, le nombre des myopes s'élève peu à peu, jusqu'à 57 $^{0}/_{0}$ (voir la courbe de Cohn). Il a été déjà observé quelle part, dans la cause de cette effroyable augmentation de la myopie, revient au manque d'éclairage, à la défectuosité du mobilier scolaire, aussi bien qu'à l'emploi de mauvais caractères imprimés, etc. Ces agents nuisibles sont encore aggravés dans leur effet par la surcharge de l'élève.

Dürr compare, dans la table suivante, les heures de travail et les heures de gymnastique dans les écoles de l'Angleterre, de la France et de l'Allemagne :

LEÇONS DONNÉES DE 10 A 19 ANS EN	HEURES	
	DE TRAVAIL.	DE GYMNASTIQUE.
Angleterre	16.500	4.500
France...............................	19.000	1.300
Allemagne.	20.000	650

Rien ne démontre mieux la méthode à contresens de l'Allemagne dans l'enseignement. Ce n'est ni l'écriture, ni l'impression allemande, ni les longues lignes ou l'influence de la nationalité, qui y créent les myopes, mais, avant tout, la *surcharge* des études, pour les élèves. Cette surcharge de travail a une double cause : surcharge de matières et mauvaise méthode d'enseignement. La Commission de Strasbourg propose d'exiger, par semaine, dix-huit heures d'étude assis, pour les classes inférieures, et d'augmenter peu à peu jusqu'à trente heures, pour les classes supérieures. *Alexi*, dans sa proposition à la Société allemande d'hygiène publique, demande que, dans la section des humanités, le nombre des heures assis s'élève à vingt-quatre par semaine (tout au plus à vingt-six, pour les classes supérieures); dans la section scientifique elles s'élèveraient à vingt-huit. Je dirai que si on impose à l'élève quatre heures par jour d'étude assis, c'est déjà beaucoup, et qu'en tout cas c'est le maximum de ce qu'on doit exiger de lui.

La distribution des heures d'étude est aussi une question importante.

Cette distribution devrait être telle, qu'elle permît à l'accommodation de se relâcher. Il faudrait s'en tenir au principe déjà établi pour les écoles primaires et ne faire durer chaque leçon que trois quarts d'heure. Pendant le quart d'heure d'intervalle entre deux leçons, les élèves devraient quitter la salle, qui serait aérée pendant ce temps. Il faudrait même que les études fussent variées entre elles, de manière que deux leçons d'écriture, par exemple, ne se suivissent pas.

En outre, les heures de travail à la maison s'accumulent

de plus en plus. Les élèves de Berlin, d'après Alexi, ont trente-trois heures de travail à la maison par semaine, ceux de Dresde, à la section scientifique (1), jusqu'à trente-six. On voit que les élèves des classes supérieures travaillent depuis sept heures du matin jusqu'à dix heures du soir, presque incessamment. Il ne leur reste donc pas un instant de repos.

La Commission de Strasbourg demande que les heures de travail à la maison varient, suivant le degré des classes, depuis trois heures jusqu'à douze et dix-huit par semaine, sans jamais dépasser cette dernière limite. La diminution du nombre d'heures de travail à la maison est d'autant plus nécessaire, que ce travail se fait le plus souvent, avec un mauvais éclairage, un siège défectueux, et dans des conditions, en un mot, défavorables. Mais il ne suffit pas de diminuer ce travail, il faut encore le régler d'une manière raisonnable. On a donc conclu à la nécessité de faire venir les parents, au commencement de l'année scolaire, pour leur demander à quelles heures ils voulaient voir leurs enfants travailler chez eux, afin de régler le travail à leur donner. Les dimanches et les jours de fête, on ne devrait pas donner de devoirs aux enfants, afin qu'ils pussent se reposer.

Les vacances devraient être utilisées, là où les conditions de l'élève le permettent, à des voyages à pied. En dehors de la grande utilité qu'un tel voyage peut avoir pour le corps et l'esprit, il exerce une influence bienfaisante spéciale sur les yeux. Arlt a fait sur lui-même cette observation, con-

(1) Niedner, *Deutsche Vierteljahresschrift für öffentliche Gesundheitspflege*, t. X, p. 74.

firmée depuis par beaucoup d'autres, qu'au retour d'un voyage, la myopie se trouve un peu diminuée. Le repos prolongé des yeux produit probablement un relâchement du muscle de l'accommodation et l'abaissement consécutif de la myopie (1).

L'éducation de la jeunesse a donc besoin d'une réforme sérieuse, car on ne doit pas, comme on a fait jusqu'à présent, négliger le corps aux dépens de l'esprit.

L'éducation anglaise dans laquelle les « Athletics » jouent un si grand rôle devrait servir de modèle. Cette dénomination comprend la natation, le canotage, l'équitation, les courses, le tir à l'arc et toute une série de jeux auxquels on s'exerce à l'air libre, et qui sont basés sur l'agilité du corps.

Dans les écoles supérieures, il y a aussi, comme dans les écoles secondaires, une disproportion entre les connaissances à acquérir et le temps qu'on y consacre. Cependant les élèves des écoles supérieures sont moins liés par des règles sévères. Ils peuvent à volonté prolonger le temps qu'ils emploient pour acquérir les connaissances nécessaires. Les autres inconvénients que nous avons déjà blâmés dans les écoles secondaires existent dans les écoles supérieures à un degré, si c'est possible, encore plus élevé : le mobilier, l'éclairage, l'impression des livres, laissent encore tout à désirer, à de rares exceptions près. A cela vient s'ajouter encore la malheureuse habitude qui existe surtout en Allemagne, depuis très longtemps, d'écrire les cours et d'étudier dans des cahiers mal écrits.

____

(1) Cohn a trouvé (*Hygiène des yeux*, p. 165) que le repos complet des yeux, pendant trois semaines, a le même effet qu'une cure d'atropine, amenant l'amoindrissement du degré de la myopie.

III. — MESURES CONTRE LA MYOPIE ACQUISE

§ 23. Ce n'est pas ici le lieu de s'occuper de la thérapeutique de la myopie, qu'on trouvera dans les traités des maladies des yeux, seulement quelques observations doivent y trouver place.

Dans les cas de myopie légère environ jusqu'à 4 D (1/9), le professeur ou mieux le médecin de l'école doit faire connaître aux parents les précautions à prendre.

La plupart des élèves myopes font usage de verres, pour le choix desquels ils n'ont jamais consulté d'oculistes ; aussi sont-ils rarement appropriés. C'est ainsi que *Cohn* a trouvé que 37 $^0/_0$ environ des élèves portant des lunettes avaient des verres trop forts. *Erismann* en a trouvé 19 $^0/_0$. Le contrôle médical est donc absolument nécessaire.

Et d'abord les élèves atteints de myopie doivent-ils porter des lunettes ? — Ceux qui ne sont atteints que d'une myopie faible, et qui assis sur les bancs de devant peuvent voir au tableau ne devraient pas en porter. Les myopes de degré moyen devraient au contraire en faire usage. Quant à ceux qui ont un degré élevé de myopie, chacun d'eux devrait être examiné individuellement par le médecin, qui appellerait l'attention des parents sur les précautions à prendre.

IV. — SURVEILLANCE MÉDICALE DES ÉCOLES

§ 24. Ce n'est que depuis peu de temps, qu'il y a des médecins pour surveiller les écoles, et c'est aux chirurgiens et aux oculistes que revient l'honneur d'avoir les premiers éveillé l'attention sur le danger que l'école présente pour certains enfants. A leur instigation, des sociétés médicales commencèrent à s'occuper de la question, ensuite certaines municipalités se décidèrent, dans les limites de leur pouvoir, à organiser une surveillance médicale dans les écoles. Finalement, les gouvernements s'en préoccupèrent et nommèrent des commissions.

En France, en 1880, le 17 juin, il parut un règlement ministériel sur l'édification et la disposition des écoles, en rapport avec les conditions hygiéniques modernes. En 1881, une Commission, composée en partie de médecins, fut nommée à cet effet. Ils examinèrent un certain nombre d'écoles, et le Dr *Gariel* fut chargé de faire un rapport sur ce sujet, dans le cours de l'année suivante (*Annales d'hygiène*, 1882, t. VII, p. 367).

Presque à la même époque, une commission nommée par le gouverneur d'Alsace-Lorraine, et composée exclusivement de médecins, fit son rapport sur ce sujet. Le gouvernement de Hesse nomma aussi une commission de médecins et de pédagogues; il en fut de même pour le gouvernement de Wurtemberg, où *Berlin et Rembold* firent en 1882 un rapport sur ce sujet. Tous sont d'avis qu'il faut instituer des médecins scolaires, chargés d'examiner les écoles d'une manière systématique. *Cohn* formula ces désirs, en les précisant, au Congrès de Genève, lequel adopta les conclusions de Cohn. Déjà, depuis 1874, l'inspection médicale fonctionne à Bruxelles d'une manière régulière, trois fois par mois, dans toutes les écoles de la ville, y compris les jardins d'enfants. A cause du trachome qui y règne, les yeux sont examinés avec une attention spéciale.

En Hollande, il existe depuis 1865 une loi qui donne aux médecins de l'État le droit de visiter les écoles et d'exiger des modifications; mais cette loi ne les y oblige pas, de sorte qu'en réalité un pareil contrôle ne paraît pas exister encore dans les écoles du pays. En Angleterre, en 1872, une Commission médicale fut créée dans le même but.

En France un service médical scolaire fut créé pour la première fois par le département de la Seine (1879). Toutefois le service créé ne comprend que les écoles communales et non point les écoles libres.

Les médecins nommés pour trois ans par le Préfet ont à visiter chaque classe, deux fois par mois. Ils ont à porter leur attention d'abord sur les locaux, ensuite à examiner les élèves. Ils inscrivent leurs observations dans un livre qui se trouve pour cet objet dans chaque école, et doivent, vingt-quatre heures après leur visite, faire un rapport succinct, sous forme de questionnaire, qu'ils sont chargés de remplir et d'envoyer au maire. A l'exemple du département de la Seine, certaines villes de province, telles que le Havre, Bordeaux, Lille et Lyon, ont établi un service sanitaire dans les écoles. En Allemagne, Francfort-sur-le-Mein a été la première ville où, en 1883, le 1er avril, un médecin de la ville fut nommé pour inspecter les écoles. On s'en occupe actuellement à Genève. On le voit, la surveillance des médecins, dans les écoles, en est encore à son commencement, et ce qui existe déjà est dû à l'initiative de quelques municipalités éclairées.

§ 25. *Médecins d'école.* — La surveillance d'une école comprend un grand nombre de points ayant trait à l'hygiène de la construction, à l'état de santé des enfants, aux maladies contagieuses dont ils peuvent être atteints, à l'attitude vicieuse qu'ils prennent, au point de vue de la déviation de la colonne vertébrale, et enfin, à l'hygiène de la vue. Il faut, sur tous ces points, qu'un contrôle précis et sévère soit exercé, car si on ne peut réaliser une bonne surveillance, mieux vaut n'en pas avoir, attendu qu'une mauvaise surveillance laisse les parents en sécurité sans la moindre protection réelle pour leurs enfants.

Le choix des médecins-inspecteurs est donc une chose difficile, car il faut qu'ils connaissent non seulement l'hygiène, mais aussi tout ce qui concerne l'œil.

L'Autriche est le pays où l'enseignement des maladies des yeux est introduit depuis plus longtemps que partout ailleurs, et où il est obligatoire pour tous les étudiants ; cependant, je puis, d'après mes propres observations, assurer que les connaissances des médecins praticiens en fait de maladies des yeux laissent encore beaucoup à désirer.

En Allemagne, il n'y a encore que peu d'années que toutes les Universités possèdent une clinique pour les maladies des yeux ; à Paris, il y en a une depuis quatre ans seulement. En Angleterre, cette instruction spéciale n'est pas obligatoire, et la plupart des médecins n'étudient pas cette branche de la médecine.

Comment, dès lors, peut-on exiger d'un simple praticien la connaissance des maladies des yeux, et la détermination de la réfraction oculaire des élèves, tâche toujours difficile ? Même si on les y obligeait, on ne pourrait pas compter sur l'exactitude de leurs résultats. Il faut donc que les visites dans les écoles soient faites par des médecins spéciaux et relevant de l'État. Ces médecins devraient tous avoir subi un examen sur les matières ressortissant à leur emploi, par exemple l'hygiène ; alors ils seraient dignes de la mission à eux confiée, de surveiller les écoles.

En égard à la difficulté de trouver un nombre suffisant de médecins spéciaux, on pourrait distinguer entre les écoles. Pour les écoles de village, où *Cohn* n'a trouvé guère que 1,4 $^0/_0$ de myopes, on pourrait confier l'examen des enfants à un simple médecin, et laisser de côté la détermination de la réfraction. Les écoles moyennes devraient, au contraire, être inspectées par des médecins de district, auxquels seraient adjoints des oculistes, dans toutes les villes où il s'en trouverait.

Parmi les nombreux points sur lesquels il convient d'attirer dès à présent l'attention, dans la surveillance des écoles, je citerai les suivants :

1° Le gouvernement devrait, suivant les conclusions d'une commission compétente, établir des règles relatives à la construction des écoles, à leur mobilier scolaire, à la matière et à la méthode d'enseignement, aux livres (1). Ces règles devraient être observées strictement dans toute nouvelle école créée. Pour celles qui existent, on déterminerait un minimum obligatoire.

2° Toute école devrait être soumise à l'examen d'une

(1) Par arrêté ministériel, 13 mai 1879, il existe à Paris un musée pédagogique avec bibliothèque, et renfermant tous les objets nécessaires à l'hygiène scolaire. Il en est de même à Bruxelles.

commission qui se prononcerait, souverainement, sur la question de savoir si cette école réalise les conditions exigées, si on doit y apporter des modifications, ou si enfin elle doit être fermée comme ne les réalisant pas.

3° Les médecins d'école devraient être nommés et rétribués par le gouvernement. Là où se trouve le siège d'un médecin de district, la surveillance des écoles devrait faire partie de ses fonctions. Dans les localités où se trouve un oculiste, celui-ci pourrait être chargé de l'examen des yeux.

4° Il est indispensable d'examiner à l'ouverture des cours, chaque année, la réfraction de tous les élèves des écoles moyennes (industrielles et commerciales, professionnelles, lycées, etc.), et de dresser un état de cet examen. Le médecin devra, après un examen consciencieux, indiquer comment les élèves doivent être placés en tenant compte de leur vision, prescrire ou interdire le port des lunettes, et indiquer le choix des verres, en même temps qu'il devra permettre ou interdire certains travaux, tels que le dessin, par exemple ; enfin les parents devront, par son intermédiaire, être mis au courant des meilleures mesures à prendre, pour protéger les yeux de leurs enfants, et l'autorité elle-même devra être informée des résultats de l'examen médical.

L'ensemble de ces mesures, si elles sont scrupuleusement exécutées, contribuera à atteindre le but que nous poursuivons, à savoir la prévention de la myopie. Il serait aussi à désirer que les personnes qui se destinent à l'enseignement eussent des connaissances en hygiène.

QUATRIÈME SECTION

Pour beaucoup d'affections oculaires, nous sommes parvenus à établir leur rapport avec une maladie générale. C'est le cas surtout pour les affections profondes de l'œil, celles qui atteignent le tractus uvéal, la rétine et le nerf optique. Dans beaucoup de ces cas, une prophylaxie spéciale à l'œil est impossible ; elle ne peut être dirigée que contre la maladie générale qui est en jeu.

CHAPITRE PREMIER

Maladies fébriles aiguës

Dans ces maladies, l'œil est atteint beaucoup plus souvent qu'on ne l'admet généralement. Mais la gravité de la maladie générale est cause que les affections de l'œil, surtout de ses parties profondes, échappent souvent à l'attention. Les patients ne se plaignant pas de troubles de la vision, les médecins ne sont pas portés à les examiner, de telle sorte que l'oculiste n'est appelé que lorsqu'il n'y a plus à constater que des lésions déjà acquises, telles qu'atrophie du nerf optique, occlusion pupillaire, etc. D'autres fois, les affections sont légères et guérissent d'elles-mêmes.

§ 26. 1° *Maladies de la cornée.* — Dans les maladies graves, telles que le typhus, la méningite, le choléra, la pyohémie, etc., il arrive que le malade, plus ou moins dans le coma, laisse ses paupières à moitié ouvertes; si on enlève alors la sécrétion jaunâtre et épaissie qui s'est déposée sur la cornée, on trouve que le tiers inférieur de celle-ci est tombé le plus souvent en sphacèle, laissant, si le malade guérit, un leucome plus ou moins étendu, allant souvent jusqu'à la perte complète de la vision.

Cette kératite, considérée autrefois comme d'origine neuro-paralytique, est aujourd'hui, depuis les travaux de *Feuer* (1), décrite sous le nom de *kératite xérotique* et attribuée par cet auteur au dessèchement des lamelles de la cornée, qui ne sont plus protégées par les paupières. Il faudrait qu'aussitôt que le médecin constate que le malade ne ferme plus complètement les yeux et que la surface cornéenne se dessèche, il recouvrît la cornée avec de simples bandelettes de taffetas d'Angleterre; tout praticien devrait ne pas l'ignorer.

Une autre forme de kératite, l'*abcès de la cornée* (kératite à hypopyon), accompagne principalement la petite vérole, où elle s'observe à la période de dessiccation ou même de convalescence.

(1) *Wiener med. Presse*, 1877, p. 43.

Peu de travaux statistiques ont été publiés sur ce sujet ; je donnerai les suivants :

OBSERVATEURS.	NOMBRE de VARIOLEUX.	COMPLICATIONS OCULAIRES.
Hébra..............................	12.000	1. 0/0
Manz (1).............................	2.000	1.6 —
Adler (2): I. Hôpital communal de Vienne	»	6. —
— II. —	1.182	2.9 —
— Hôpital d'enfants —	706	9. —
Montagne D. Makuna (3).............	»	9.7 —
Oppert (4)............................	2.755	11. —

Les proportions ci-dessus se rapportent aux maladies des yeux en général, et non pas seulement aux abcès de la cornée. La fréquence de ces complications est très variable, et en raison directe de la gravité de la maladie. *Adler* a observé une série de cent cas d'ophthalmie varioleuse, parmi lesquels furent frappés de cécité ceux-là seulement qui succombèrent à la variole, par conséquent ceux qui présentaient les cas les plus graves. Parmi les survivants, personne ne perdit la vue.

La conjonctivite est la forme d'ophthalmie varioleuse qui domine dans les cas légers, c'est, au contraire, la kératite, dans les cas graves.

Adler, sur 165 ophthalmies varioleuses, a observé 70 cas de
   maladies de la cornée................................ . 42 0/0
Landesberg (5), sur 270, a observé 81 cas................ 30 —
Coccius (6),   sur 58   —   44 — .... 76 —
Manz,   sur 32   —   24 — 75

(1) Fribourg, 1872.—(2) *Dermatologie et syphilis*, 1874.—(3) *Brit. med. Journ.*, juin 1882. —(4) *Deutsche Klinik*, 1872, n° 5. —(5) Elberfeld, 1874. —(6) Leipzig, 1871.

La proportion des kératites paraît plus élevée chez les deux derniers auteurs, parce qu'ils n'ont relevé que les cas graves d'ophthalmie varioleuse.

Parmi les 81 cas de kératite varioleuse rapportés par *Landesberg*, 12 fois il y eut fonte purulente de l'œil ; sur les 32 cas de *Manz*, 4 furent suivis de phthisie de la cornée, 2 de staphylome, 11 de leucome ; la kératite est donc une forme des plus graves de l'ophthalmie varioleuse, qui souvent entraîne la cécité.

Avant l'introduction de la vaccine, la variole exerçait des ravages considérables et contribuait, pour une large part, à la cécité. D'après *Carron du Villards*, il y avait en France avant la vaccination 35 $^o/_o$ de cécités varioliques, et après son introduction seulement 7 $^o/_o$ (*Dumont*). D'après *Steffan* (1), en Prusse, avant que la vaccination fût obligatoire, la cécité variolique s'élevait à 35 $^o/_o$ et tombait à 2 $^o/_o$ après elle. *Magnus* trouve le même chiffre de 2 $^o/_o$ tandis que *Cohn* mentionne 3.6 $^o/_o$.

Bien que la vaccine se soit généralisée, la variole ne disparaîtra jamais complètement, mais sa gravité est beaucoup atténuée chez les vaccinés et elle occasionne plus rarement la cécité. Là-dessus, l'accord règne parmi tous les auteurs qui se sont occupés de la question. Sur 122 aveugles par variole, observés par *Dumont*, à l'hospice des Quinze-Vingts, un seul avait été vacciné et le vaccin n'avait pas pris : on ne saurait fournir un meilleur argument pour la vaccination obligatoire.

En ce qui concerne les yeux, on ne saurait trop attirer

______
(1) *Quatrième congrès de Francfort*, 1882.

l'attention du médecin qui soigne un varioleux, attendu qu'il arrive beaucoup trop souvent, ainsi que *Horner* le remarque, qu'on ne s'occupe de les examiner que lorsque le malade commence à les rouvrir et que les lésions cornéennes sont déjà avancées. — Si, au contraire, on instituait dès le commencement de la maladie un traitement énergique, on éviterait les complications, dans une large mesure. J'ai, dans quelques cas d'abcès de la cornée, au cours de la variole, par une cautérisation ignée, arrêté le processus inflammatoire et prévenu ainsi la cécité.

Il faut donc se préoccuper, dès le début, de l'état des yeux, les panser avec une toile imprégnée de pommade à l'acide borique (*Horner*), ce qui rend les paupières souples; elles se collent moins fortement et le malade ressent moins de douleur quand on les ouvre; le cul-de-sac conjonctival doit être lavé au moins une fois par jour, avec le sublimé à 1/5000. Il faut porter toute son attention sur l'état de la cornée et agir énergiquement, dès qu'elle est atteinte.

De même que pour la variole, mais beaucoup plus rarement, on observe aussi les abcès de la cornée dans la *rougeole*, la *scarlatine*, le *typhus*. On devra leur appliquer les mêmes moyens prophylactiques.

Les petits enfants atteints d'exanthèmes aigus, de typhus, ou d'autres maladies graves, peuvent, à la suite d'une dénutrition générale, être atteints de *kérato-malacie;* plus fréquemment encore, on l'observe dans le marasme chronique des enfants. Quant aux ophthalmies scrofuleuses, si opiniâtres, on les observe aussi quelquefois après des maladies aiguës.

§ 27. 2° *Maladies du tractus uvéal.* — Elles s'observent dans toutes les maladies infectieuses aiguës. De légères affections de la choroïde et du corps ciliaire, qui ne se manifestent que par un trouble léger du corps vitré, pourraient probablement être souvent observées si on cherchait à les découvrir. *Reich* (1) a examiné 767 malades atteints de fièvre typhoïde, la plupart convalescents. Il a constaté 40 fois des troubles du corps vitré.

Heureusement, les yeux ne sont sérieusement compromis, au point de vue de la vision, que dans des cas extrèmement rares de cette maladie.

Il y a des cas de cécité, par irido-choroïdite, après le typhus, la variole, la scarlatine et les attaques de rhumatisme articulaire aigu. Il convient de mentionner aussi particulièrement, comme cause de maladie des yeux, *la fièvre récurrente;* cette forme de typhus, qui sévit principalement, dans les années de disette, sur la population pauvre, se complique tantôt fréquemment, tantôt rarement, d'une affection du tractus uvéal. *Knipping* (2) a trouvé dans une épidémie, à Dantzig, 3,8 °/₀ de malades atteints de complications du côté des yeux.

Cependant la fréquence de ces complications varie, suivant les différentes épidémies. Plus elles sont graves, plus aussi sont fréquentes les complications oculaires. Elles portent principalement sur la section antérieure du tractus uvéal, par conséquent sur l'iris et le corps ciliaire.

La maladie affecte un cours très lent et il en reste souvent des traces accompagnées de troubles sérieux de la vision, pouvant aller, quoique rarement, jusqu'à une cécité complète.

(1) Zehender, *Klinische Monatsbl.*, 1878, p. 487.
(2) *Deutsches Archiv für klin. Medicin*, t. XXVI, p. 10, 1880.

Ainsi, *Logetschnikoff* (1) a seulement constaté la cécité 3 fois sur 730 cas d'irido-choroïdite.

L'inflammation du *tractus uvéal* est beaucoup plus grave, *dans les méningites cérébro-spinales*. La forme épidémique ainsi que la forme sporadique se compliquent d'irido-choroïdite, qui, d'ordinaire, est de nature purulente et se termine par la phthisie du globe et la cécité complète. Il est rare d'obtenir la guérison de cette maladie avec conservation d'un peu de vision. Cette maladie frappe surtout les enfants au-dessous de cinq ans. D'après *Magnus*, la proportion est de 1,4 $^0/_0$ sur le nombre des aveugles.

La *choroïdite purulente métastatique* ressemble entièrement à celle-ci. Des masses infectieuses, venues d'un foyer purulent, passent dans la circulation et s'arrêtent dans les vaisseaux de la choroïde (rarement dans ceux de la rétine), où elles provoquent une inflammation purulente. Cette choroïdite doit, en somme, être considérée comme une des manifestations de la pyohémie. Diverses maladies primaires peuvent occasionner cette affection, pourvu qu'elles produisent un foyer purulent. Ce dernier n'a pas besoin d'être étendu. On a même observé des choroïdites métastatiques des deux yeux, après une extraction de dent.

Les inflammations purulentes des organes sexuels de la femme paraissent présenter des conditions particulièrement favorables au développement de cette maladie, et peut-être est-ce à cause du grand nombre de veines qui s'y rencontrent, et dans lesquelles il se fait facilement des thromboses purulentes. Le plus souvent ce cas se présente

____

(1) *V. Græfe's Archiv*, XVI B., 1 Abth., p. 353.

chez les femmes en couches; le plus grand nombre des cas de choroïdite métastatique accompagnent les maladies puerpérales.

Cette maladie est plus fréquente qu'on ne le croit généralement. J'ai eu occasion de les observer assez souvent, dans les grandes maternités de Vienne. Comme ces malades sont frappés généralement gravement et meurent, on n'accorde que fort peu d'attention aux affections des yeux; l'oculiste est appelé rarement. L'œil frappé est totalement perdu. Les deux yeux sont souvent pris en même temps; quelquefois, l'un après l'autre. Néanmoins le nombre des aveugles frappés ainsi est médiocre parce que fort peu survivent à cette grave maladie (tout à fait comme dans la méningite cérébro-spinale).

Toutes les affections du tractus uvéal que nous avons énumérées ne sont pas susceptibles d'une prophylaxie oculaire spéciale; si le malade se présente, il faut le traiter comme il convient dans chaque cas particulier; mais le plus souvent il n'est pas dans le pouvoir du médecin de détourner la marche de la maladie.

§ 28. 3° *Maladies du nerf optique.* — Consécutivement aux maladies fébriles aiguës, on observe des cécités transitoires ou durables par affection du nerf optique et de ses origines centrales. Nous avons à nous occuper ici seulement des cécités définitives. C'est le plus souvent la névrite, se terminant par atrophie, que l'examen ophthalmoscopique permet de constater, bien qu'il y ait des cas où l'atrophie survient sans qu'au début on ait pu constater une névrite appréciable.

De telles cécités sont le plus souvent méningitiques

(on les observe aussi dans les méningites cérébro-spinales épidémiques).

Les maladies de la rétine et du nerf optique, dans les méningites, ont été trouvées :

Par Albutt, sur 38 cas de méningite, 29 fois.
Par Heinzel, sur 41   —   41 —
Par Bouchut, sur 59   —   57 —

Les altérations notées furent généralement d'un caractère léger : hypérémie, ou faible inflammation de la rétine et du nerf optique, conduisant néanmoins dans quelques cas à la cécité. L'atrophie du nerf optique s'observe aussi dans la rougeole, la scarlatine, la dyssenterie et principalement dans la fièvre typhoïde ; il est probable que, dans tous les cas, il y avait un degré plus ou moins prononcé de méningite.

Dans l'érysipèle de la face, on observe aussi la névrite optique avec cécité consécutive ; dans le tableau général de *Magnus*, sur deux mille cinq cent vingt-huit aveugles, il n'y a que deux cas observés. La névrite dans ce cas est causée par l'inflammation du tissu cellulaire de l'orbite ou par une complication d'érysipèle avec méningite.

Dans tous ces cas, la prophylaxie ne peut s'exercer que sur la maladie initiale et non point sur la névrite optique consécutive.

CHAPITRE DEUXIÈME
Maladies chroniques.

§ 29. 1° *Maladies générales chroniques.* — La syphilis est, à cause de son extension extraordinaire, la cause de beaucoup de maladies des yeux, qui heureusement ne conduisent que rarement à une cécité complète. *Cohn* (1), parmi vingt mille patients, trouva 1,15 $^o/_o$ de maladies syphilitiques des yeux; *Coccius* (2), parmi ses malades, 1,16 $^o/_o$. D'après *Magnus*, la proportion à cet égard est, sur tous les aveugles, de 0,47 $^o/_o$; en revanche le nombre de ceux dont la faculté visuelle est atteinte par suite d'une maladie des yeux d'origine syphilitique est d'autant plus grand. Même cet affaiblissement de la faculté visuelle ne devrait pas avoir lieu, car le pronostic des affections oculaires syphilitiques est la plupart du temps favorable, surtout quand le traitement en aura été institué en temps opportun. On peut s'en convaincre dans la clientèle privée, parce que les malades des classes aisées sont plus inquiets et voient immédiatement un médecin. Les patients des basses classes devraient également avoir toute facilité de recourir aux conseils de l'oculiste. Je reviendrai du reste sur ce sujet à la fin de ce volume. Une prophylaxie contre les maladies syphilitiques des yeux n'existe point parce que nous ne sommes pas en situation d'empêcher chez un syphilitique l'apparition soudaine d'une iritis, etc. Une prophylaxie contre la syphilis est seule possible. La lutte contre cette maladie est un des problèmes les plus importants de l'hygiène.

Dans la première et la deuxième section, je me suis déjà occupé de la syphilis héréditaire, de la scrofulose, de la lèpre et du rachitisme. Les autres maladies chroniques générales qui provoquent des troubles de la vision, et seulement dans des cas rares la cécité, sont :

(1) Schubert, *Sur les maladies oculaires syphilitiques*, Berlin, 1880.
(2) Nagel, *Compte rendu de l'année* 1870, p. 206.

La leucémie, l'anémie pernicieuse, le scorbut, l'albuminurie, le diabète, l'hystérie, le rhumatisme chronique et la
goutte. Dans tous ces cas, il ne peut être question de prophylaxie.

Les maladies des yeux causées par des entozoaires pourraient également trouver place ici. Chez des ouvriers
affligés gravement d'ankylostoma et qui tous succombèrent,
Rampoldi (1) a observé des neuro-rétinites. Le cysticerque
de l'œil se trouve, d'après de Græfe, environ une fois sur
mille, parmi les maladies des yeux. Il en est ainsi du moins
dans le nord de l'Allemagne, où le cysticerque est très répandu. Dans les autres pays, il est beaucoup plus rare.
Wecker n'en a observé à Paris qu'un seul cas sur soixante
mille personnes atteintes de maladies des yeux. Heureusement les deux yeux n'en sont pour ainsi dire jamais atteints. Un cysticerque dans l'œil ne peut se développer que si
les proglottides du tænia solium sont introduits dans le canal
intestinal. Schürmann (2) fait observer que, dans beaucoup de contrées, les potagers sont arrosés avec les eaux
vannes qui pour cette culture maraîchère servent souvent
à irriguer le terrain ; on ne saurait, en conséquence, trop
conseiller de laver avec le plus grand soin les légumes destinés à être mangés crus, les salades, par exemple.

§ 30. 2° *Maladies chroniques locales.* — Le plus grand
contingent à ce sujet est fourni par les maladies du cerveau
et de la moelle épinière. D'après *Magnus* (3), les premières

(1) *Annales d'ophthalmologie,* t. IX, p. 121, 1880.
(2) *Publications de la clinique universitaire des yeux de Munich,*
1882, p. 204.
(3) Dans ce nombre sont compris les cas de méningites, déjà cités
plus haut.

représentent 7 $^o/_o$, les dernières 2,3 $^o/_o$ parmi tous les aveugles. *Cohn* a trouvé pour l'atrophie spinale du nerf optique 1,9 %. D'après *Leber*, l'ataxie y entrerait pour un quart, et même davantage d'après d'autres auteurs.

Les maladies du système vasculaire conduisent à la cécité, par embolie ou thrombose des vaisseaux de la rétine; mais ces cas et principalement ceux qui portent sur les deux yeux sont fort rares; fréquentes sont, au contraire, les hémorrhagies de la rétine, avec ou sans rétinite, qui naturellement compromettent la force visuelle; elles sont produites par les altérations des vaisseaux de la rétine. *Magnus* envisage aussi les cas de cécité, par neuro-rétinite, consécutivement à de fortes pertes de sang. Il faut citer également les maladies causées par des troubles de menstruation, des affections de l'utérus, à la suite desquelles il n'est pas rare de voir survenir des névrites se terminant par des cécités partielles ou complètes.

§ 31. 3° *Troubles de nutrition de nature inconnue.* — Il s'agit ici de la cécité observée à la suite de la grossesse, des couches ou de la lactation. Si nous en séparons d'abord les cas dans lesquels on observe l'albuminurie et la fièvre puerpérale, il en reste encore un certain nombre dans lesquels la grossesse et les couches semblent suivre un cours régulier. Je dis *semblent*, car nous sommes obligés d'admettre l'existence de certains troubles inconnus qui produisent l'affection oculaire. Le plus souvent c'est le nerf optique qui est atteint, plus rarement c'est le tractus uvéal; la faculté visuelle est dans quelques-uns de ces cas peu atteinte, tandis que d'autres entraînent la cécité; d'après *Magnus*, ces cas constituent 0,4 $^o/_o$ de tous les aveugles.

La cataracte sénile n'est pas une manifestation physiologique inhérente à la vieillesse comme le blanchissement des cheveux. Elle est une maladie, et mérite qu'on se demande si elle est causée uniquement par des changements locaux ou par des troubles généraux de nutrition. Tout récemment, on a essayé d'établir l'étiologie d'une partie de ces cataractes, sur ces derniers. *Michel* a accusé l'athérome des vaisseaux, et *Deutschmann*, l'albuminurie, d'en être la cause. Il en est, du reste, pour la cataracte, comme pour le glaucome, qui sans aucun doute a aussi sa base dans des troubles de nutrition encore inconnus. La cataracte, aussi bien que le glaucome, sont curables lorsqu'ils sont pris à temps et bien soignés. On ne peut malheureusement en dire autant de l'irido-choroïdite chronique (I. séreuse) qu'on voit surtout chez des gens âgés. On en cherche souvent la cause dans la diminution de la nutrition, chez les femmes, dans une ménopause précoce.

Quelques-uns de ces cas peuvent être rendus stationnaires par une iridectomie; d'autres continuent leur marche quand même, et aboutissent à la cécité. D'après *Magnus*, 15,5 $^o/_o$ de ceux qui deviennent aveugles entre quarante-cinq et soixante ans, doivent leur cécité à des maladies du tractus uvéal; une bonne partie de ces cas ont pour cause l'irido-choroïdite chronique. Une prophylaxie contre ces cas n'est pas possible.

CHAPITRE TROISIÈME

Intoxications chroniques.

Il faut prendre surtout en considération, à cet égard, les intoxications causées par le tabac et l'alcool ; elles provoquent des maladies du nerf optique, qui sans conduire, si ce n'est fort rarement, à la cécité complète, n'en entraînent pas moins à leur suite une faiblesse de vue mettant pour ainsi dire le patient hors d'état de travailler. Le tabac joue, à ce sujet, encore un plus grand rôle que l'alcool, mais dans la majorité des cas les deux causes agissent simultanément.

§32. a. *Tabac.* — Le principe nuisible du tabac est la nicotine, dont les feuilles sèches renferment, selon les différentes qualités, de $1,5 - 9\ ^0/_0$. Par la préparation qu'elles subissent, il s'en perd quelque peu, de sorte que les diverses qualités de tabac du commerce en renferment environ de 1 à $7\ ^0/_0$. Le tabac le meilleur marché en contient de 2,2 à $2,5\ ^0/_0$, les qualités moyennes de 1,5 à 1,8 $^0/_0$; le tabac de la Havane 1,8 à 2,2 $^0/_0$. Chauffée à 250°, la nicotine se volatilise en se décomposant. En présence de la vapeur d'eau, la volatilisation se produit sans décomposition. Dans le tabac sec qu'on fume, elle se décompose donc en grande partie par la chaleur ; tandis que plus le tabac est humide (et les qualités inférieures le sont généralement), plus la fumée est chargée de nicotine et de vapeur d'eau.

Le tabac à chiquer renferme une quantité considérable de nicotine ; d'un autre côté, beaucoup de fumeurs ont l'habitude de chiquer leur bout de cigare, et combinent de la sorte les effets du poison. L'amblyopie est aussi bien déterminée par l'action de mâcher le tabac que par celle de le fumer [Fœrster (1), Ayres (2)].

Comme nous avons déjà dit, il ne passe dans la fumée qu'une petite fraction de la nicotine, et de celle-ci une portion très faible est absorbée ; il faut donc fumer une quantité considérable de tabac pour provoquer une intoxication. Ceci résulte déjà de ce fait que, comparativement au grand nombre de fumeurs, il existe peu d'amblyopies, causées par le tabac.

Les amblyopies nicotiques figurent, d'après *Hirschberg* et *Fœrster*, pour 0,6 $^{0}/_{0}$ à 1 $^{0}/_{0}$ dans le contingent de toutes les maladies des yeux. *Sichel* (3) dit que peu de personnes peuvent impunément fumer plus de 20 grammes de tabac par jour ; mais on ne saurait à cet égard établir une mesure précise, car il faut tenir compte de la qualité du tabac, de la façon dont on fume et en même temps de l'âge de l'individu. D'après *Hutchinson* (4), il ne faut pas toujours atteindre cette dose, et il a noté cette amblyopie chez des personnes ne fumant guère plus de 15 grammes de tabac par jour. Il pense que les gens qui ne prennent pas d'alcool se défendent moins contre le tabac. Je ne sais pas si cela est prouvé, mais ce qui est certain pour moi, c'est

(1) *Manuel de Græfe et Sœmisch*, t. VII, p. 205.
(2) *Cincinnati Lancet*, 1882.
(3) *Annales d'oculistique*, t. LIII, p. 122.
(4) *Opht. hospit. res.*, t. VIII, p. 456.

que l'abus de l'alcool prédispose à l'amblyopie par le tabac.

Des gens jeunes supportent mieux le tabac, en général, que des gens âgés. *Fœrster* remarque avec raison que beaucoup de fumeurs, à partir de quarante ans, doivent diminuer leur ration journalière de tabac, s'ils veulent éviter le manque d'appétit, l'insomnie, l'affaissement gé-.néral, etc. Les cas d'amblyopie par le tabac s'observent surtout au delà de l'âge de quarante ans.

Hirschberg rapporte que la consommation annuelle de tabac par tête est pour l'Allemagne (1) de 1200 à 1500 grammes, pour la Grande-Bretagne de 600, pour la France et l'Autriche de 850 à 900 grammes. Si l'on admet que les hommes adultes à partir de l'âge de vingt ans forment un tiers de la population et que tous fument, la quantité de tabac par jour et par individu s'élève, en Allemagne, de 10 à 12 grammes, dans la Grande-Bretagne à 5, en France et en Autriche de 7 grammes à 7 grammes et demi.

Quelques-uns des malades d'*Hirschberg* consommaient en une année presque 50 kilogrammes de tabac, soit journellement.à peu près 130 grammes !

Le tabac de qualité inférieure contient plus de nicotine et partant est plus dangereux que le tabac de qualité supérieure. C'est peut-être pour cela que l'amblyopie causée par le tabac est plus répandue dans les classes pauvres que dans les classes aisées. Celles-là fument beaucoup et continuent à fumer, même après que des troubles de santé se produisent à la suite de l'abus du tabac ; enfin dans les

(1) *Centralblatt für Augenheilk.*, 1878, p. 244.

classes pauvres, l'usage de l'alcool est beaucoup plus fréquent et prédispose à l'amblyopie nicotique (1).

Le pronostic est néanmoins favorable dans la plupart des cas. Le mal est guérissable s'il n'existe pas depuis trop longtemps et si l'usage du tabac cesse. Peu de malades venant consulter le médecin pour leur amblyopie se doutent que leur faiblesse de vue est causée par l'abus du tabac. Il serait donc utile d'éclairer le public à ce sujet. Si les fumeurs savaient que la vue peut s'affaiblir par l'usage du tabac, ils penseraient plutôt, le cas échéant, à cesser de fumer. Que peut-on donc faire contre l'abus du tabac? Faut-il ouvrir une campagne contre lui, semblable à celle déjà établie contre l'alcool?

Je ne crois pas que ce soit utile, parce qu'une pareille agitation n'entraînerait que peu de prosélytes et ne serait probablement suivie que de médiocres effets. Voici cependant, à mon point de vue, ce que l'on peut faire dans ce but :

Faire connaître d'une part au public quelles peuvent être les suites de l'abus du tabac, et en second lieu, chercher à diminuer la quantité de nicotine, surtout dans les tabacs de qualité inférieure.

Il existe différents procédés pour retirer, en grande par-

(1) *Bulletin de la Société de médecine publique*, t. VI, 1883. — Sur quelques accidents causés par le tabac. Dr Vallin. — Discussion. — Dr Fieuzal.

« Je crois que le tabac, fumé à jeun, est très dangereux pour le système nerveux du cœur et secondairement pour le système vasculaire, ischémie rétinienne et papillaire, pouvant aller, surtout chez les personnes qui ont des habitudes alcooliques, jusqu'à l'atrophie des nerfs optiques. » (*Note du traducteur.*)

lie, la nicotine des feuilles du tabac, sans en altérer l'a-
rome; il s'agirait donc de trouver le meilleur et le moins
coûteux de ces procédés et d'en faire l'application. Le
gouvernement gagne actuellement, dans les pays où le
monopole, à l'égard du tabac, est établi, 800 à 900 $^{0}/_{0}$
dans la fabrication des qualités inférieures. Il pourrait
certainement faire un petit sacrifice, afin de rendre le
tabac moins préjudiciable à la santé publique.

§ 33. b. *Alcool.* — L'abus de l'alcool provoque souvent
une amblyopie dont les symptômes et la marche sont fort
semblables à ceux de l'amblyopie nicotique. Dans la plupart
des cas, le tabac et l'alcool agissent ensemble.

Dans les cas d'intoxication chronique par l'alcool, il y
a deux facteurs principaux : 1° l'usage prolongé d'une
grande quantité d'alcool; 2° la présence des alcools com-
posés supérieurs dans les boissons. L'abus de l'eau-de-vie
dans la population augmente d'autant plus que l'on va vers
le Nord, et il règne dans certaines contrées à un point
extraordinaire.

Dans la province hollandaise de Groningue, on compte
annuellement 35 litres de genièvre (sorte d'eau-de-vie des
plus communes) par tête d'individu, c'est-à-dire plus de
70 litres par adulte. Les ouvriers qui travaillent dans les
« polders » et dans les digues de ce pays prennent jusqu'à un
litre d'eau-de-vie par tête et par jour, quelquefois plus (1).

L'eau-de-vie commune est particulièrement riche en
alcools supérieurs, car pour sa production on emploie la
pomme de terre, qui donne beaucoup de ces alcools et on

(1) J. Beaujon, *Revue de Belgique*, 1883.

s'occupe le moins possible de la rectification du produit obtenu.

Dans le but de remédier aux inconvénients si graves qui résultent de l'abus de l'alcool, les gouvernements ont édicté des mesures préventives (1). La Belgique est, parmi tous les pays qui consomment de l'alcool, le seul qui fait exception à cet égard, ce qui ne lui fait pas honneur. Tous les autres pays ont des lois restrictives qui passent par tous les degrés de rigueur, en commençant par l'État de Maine, dans l'Amérique du Nord, où la vente des spiritueux est prohibée sauf dans un but thérapeutique. Je vais citer à ce sujet les mesures principales que l'on devrait introduire dans la législation :

1° L'État doit veiller à ce que l'eau-de-vie de consommation soit de bonne qualité.

2° Il doit surimposer l'eau-de-vie et dégrever au contraire les légères boissons alcooliques, telles que la bière, le cidre, par exemple.

3° Le nombre des débits de boisson doit être diminué et toujours en rapport avec le chiffre de la population (2), leur autorisation doit être rendue plus difficile.

La vente de l'eau-de-vie doit sous des peines sévères être interdite à tous ceux qui ne sont pas investis d'un droit de vente.

4° Il faut par contre favoriser le plus possible l'ouverture

(1) Metman, *Études sur les législations européennes relatives aux débits de boissons alcooliques*. Paris, 1879.

(2) En Hollande, d'après une nouvelle loi, une licence est accordée par 2,500 habitants dans les communes de plus de 50,000 âmes et une au maximum pour 250 habitants dans les plus petites communes. En Belgique, il y a un cabaret pour 44 habitants.

d'établissements de bouillon, de thé, de lait et de locaux pour se chauffer.

5° Les débits où se vend l'eau-de-vie doivent être surveillés par la police et de sévères punitions être infligées à ceux qui auraient vendu de l'eau-de-vie mauvaise ou falsifiée.

6° Celui qui sera trouvé en état d'ivresse sur la voie publique sera condamné à payer une amende ou bien mis en arrestation.

7° Tout ivrogne notoire doit être considéré comme un dissipateur, et à ce titre être pourvu d'un conseil de surveillance. L'ivresse habituelle peut être invoquée comme une cause de divorce.

8° L'effet de sociétés de tempérance encourageant les établissements de thé et de bouillon, ne peut qu'être d'une très *grande utilité* (1).

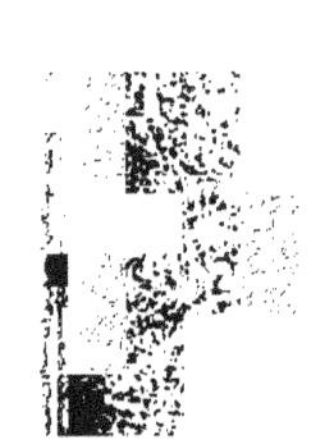

(1) *La direction générale des contributions indirectes* vient de publier sur la *consommation des boissons en France* des tableaux statistiques qui fournissent de curieux renseignements sur les quantités de boissons consommées en 1883 dans les principales villes de France, et qui permettent d'établir, pour le vin, le cidre, l'alcool et la bière, le chiffre de consommation moyenne par habitant.

Pour le vin, c'est à Clermont-Ferrand que la consommation est la plus considérable ; la moyenne consommée par habitant est de 238 litres ; à Grenoble elle est de 216 litres ; à Versailles de 215 litres ; à Tours de 214 litres ; à Paris de 213 ; à Toulouse de 212.

Dans les centres vinicoles elle est beaucoup moins importante : ainsi, la moyenne à Bordeaux est de 206 litres par habitant ; à Cette, elle est de 107 litres ; à Montpellier de 149 litres ; à Dijon de 191 litres.

C'est dans les villes du Nord que la consommation en vin est la plus faible. A Tourcoing, la consommation par habitant n'est que de 14 litres. Aucune ville de France n'offre un chiffre inférieur.

En revanche, dans le Nord on fait une grande consommation de bière. La moyenne, par habitant, est de 294 litres à Lille ; de 235 litres à Saint-Quentin ; de 224 litres à Saint-Pierre-lès-Calais ; de 204 litres à Tourcoing ; de 193 litres à Roubaix ; de 108 litres à Amiens.

§ 34. c. *Plomb*. — L'intoxication chronique par le plomb cause souvent des névrites optiques, à la suite desquelles peut se développer une atrophie du nerf optique. Un traitement bien institué peut dans la plupart des cas arrêter l'affection lorsque l'intoxication n'est pas très grave. D'autres

A Paris, la moyenne de la consommation de la bière est de 14 litres seulement. La ville où elle descend le plus bas est Dijon, où elle est de 3 litres.

Les villes où on consomme le plus de cidre sont Rennes, Caen et le Mans; à Rennes, la moyenne par habitant atteint 522 litres.

Enfin, en ce qui concerne la consommation des alcools, les principales villes se classent comme suit, par ordre d'importance des moyennes constatées par habitant : Caen, 17 litres; Versailles, 16 lit. 80; Rouen, 16 lit. 60; le Havre, 15 lit. 20; Saint-Pierre-lès-Calais, 13 litres; Boulogne, 12 lit. 90; Amiens, 12 lit. 10; le Mans, 10 lit. 80; Rennes, 10 lit. 07; Lorient, 10 lit. 40.

A Paris, la consommation par habitant est de 6 lit. 50. Dans les autres villes, elle varie entre 2 et 5 litres.

Quant au nombre des débits de boissons et à la quantité d'alcool pur imposée annuellement au droit général de consommation, voici, pour les dix dernières années, de 1874 à 1884, les chiffres officiels puisés à la même source. Pour l'année 1884, les résultats sont seulement provisoires et n'ont pas besoin de commentaires (*Note du traducteur*).

ANNÉES.	NOMBRE DE DÉBITANTS de boissons.	QUANTITÉS D'ALCOOL PUR soumises au droit général de consommation.
		Hectolitres.
1874	342.980	970.599
1875	342.622	1.019.052
1876	346.598	1.000.182
1877	343.139	1.029.683
1878	350 697	1.100.512
1879	354.852	1.161.619
1880	356.863	1.313 829
1881	367.823	1.444.055
1882	372.587	1.420.344
1883	377.514	1.484.010
1884 (résultats provisoires)	380.549	1.483.683

signes d'empoisonnement précèdent du reste l'amblyopie plombique (1).

L'intoxication chronique par le plomb se produit de deux façons : 1° le métal peut être ingéré avec les aliments quand ceux-ci sont préparés ou conservés dans des vases contenant du plomb, ou sont falsifiés à l'aide de substances renfermant ce métal; 2° il peut être absorbé par les ouvriers qui le travaillent.

Dans le premier cas, les accidents saturnins sont en général de peu de gravité et n'intéressent presque jamais la faculté visuelle. Il en est tout autrement dans le second cas.

Les mesures qui devraient être prises pour protéger les ouvriers sont les suivantes : substituer aux substances contenant du plomb d'autres substances inoffensives, comme on le fait déjà pour la préparation de certaines couleurs. Pour la manipulation des substances contenant du plomb, il faut autant que possible remplacer le travail manuel par le travail de machine ; on évitera avec le plus grand soin de respirer les poussières qui s'en dégagent ; aussi traitera-t-on autant que possible les matières plombifères, après les avoir humectées d'huile ou d'eau. Les ateliers devront en outre être bien ventilés, le parquet arrosé souvent, et de temps en temps la poussière sera abattue à l'aide d'une pluie fine ; le visage sera au besoin protégé par un masque, la respiration se fera à l'aide d'un appareil spécial. Les mains elles-mêmes devront être recouvertes de gants. Les repas devront être pris en dehors des ateliers, et avant chaque

(1) Bellouard-Kéral, profess., 1882, *Archives d'ophth.*

repas, l'ouvrier devra se bien rincer la bouche et se bien laver les mains et le visage. Pour le dernier objet, *Layet* conseille le savon noir ou une solution diluée d'acide sulfurique. Ces lotions doivent être renouvelées à la fin de la journée et les vêtements changés. Des bains chauds et principalement sulfureux, seront mis par l'usine à la disposition des ouvriers. Les ouvriers employés dans des postes dangereux devront souvent être changés. Chaque ouvrier, au premier signe d'intoxication saturnine, doit quitter immédiatement le travail et consulter le médecin, qui du reste devrait être tenu de faire régulièrement des visites dans les fabriques.

CINQUIÈME SECTION

Ce sont les inflammations blennorrhéique et diphthéritique de la conjonctive. On n'a pas encore, jusqu'à présent, prouvé à l'évidence le caractère contagieux du catarrhe simple, et comme il ne fait, en général, courir aucun risque à la vision, nous ne nous en occuperons pas ici.

---

a. *Inflammations blennorrhéiques de la conjonctive* (ophthalmies purulentes).

CHAPITRE PREMIER

Caractères généraux de l'inflammation blennorrhéique.

§ 35. L'inflammation blennorrhéique de la conjonctive se présente sous diverses formes qui se différencient par la rapidité de leur évolution et aussi par les modifications qu'elles impriment à la conjonctive; on la divise, d'après *Arlt*, de la façon suivante :

Blennorrhée.
- Aiguë.
  - Ophthalmie gonorrhéique.
  - Ophthalmie des nouveau-nés.
- Chronique.
  - Forme granuleuse.
  - Forme papillaire.

En ce qui concerne la forme aiguë, tous les oculistes sont d'accord pour reconnaître que l'ophthalmie purulente gonorrhéique et celle des nouveau-nés ne font qu'un.

L'inflammation blennorrhéique chronique, au contraire, se partage, d'après les modifications anatomiques de la conjonctive, en deux formes :

La *première* se caractérise par des granulations en forme de grains de sagou dans le tissu conjonctival ; aussi l'a-t-on nommée, pour cette raison, conjonctivite granuleuse (synonymie : trachome, ophthalmie d'Égypte (1), militaire, conjonctivite folliculaire (*Horner*).

Elle revêt souvent la forme aiguë (granulations aiguës). Dans d'autres cas, par contre, les symptômes inflammatoires qui l'accompagnent sont bénins et peuvent même manquer tout à fait, pendant longtemps, de sorte que les granulations sont placées sous la conjonctive presque normale.

La *deuxième* forme est caractérisée par l'hypertrophie des papilles de la conjonctive tarsale (blennorrhée chronique), (synonymie : ophthalmie purulente chronique, conjonctivite granuleuse, d'après quelques auteurs, qui comparent les papilles hypertrophiées aux granulations charnues, trachome papillaire). Cette maladie s'accompagne d'ordinaire de symptômes inflammatoires plus considérables.

Les deux formes, selon moi, ne sont que des variétés d'une seule et même maladie, ainsi que l'établissent les considérations suivantes :

(1) Les divers auteurs ne sont pas tous d'accord sur la forme qu'a revêtue l'inflammation des yeux, qui a sévi sur les armées de Napoléon, en Égypte. — Ræhlmann, *Græfe's Archiv*, t. XXIX, p. 144.

a). La plupart des cas observés sont des formes mixtes; ce fait est confirmé par les nouvelles recherches anatomiques de *Mandelstamm* et de *Rählmann* (Trachoma mixtum de *Stellwag*).

b). Les deux formes ont cliniquement une grande ressemblance. Elles sont contagieuses, traînent pendant assez longtemps, et finalement conduisent à une rétraction cicatricielle de la conjonctive.

c). D'après un grand nombre d'auteurs, un individu atteint de l'une des formes peut communiquer le mal à un autre individu, qui se trouve pris de l'autre forme. *Goldzieher* a observé à l'Institut des aveugles de Budapest une épidémie qui y avait été apportée par un garçon nouvellement entré, lequel avait perdu la vue à la suite d'une blennorrhagie aiguë. Les pensionnaires des deux sexes gagnèrent son mal, et l'on put observer toutes les formes possibles de la blennorrhée chronique, jusqu'au réel trachome granuleux, avec tous les degrés intermédiaires (1). *Piringer* (2) a, par ses expériences d'inoculation, obtenu avec la même matière les deux formes, sur différents individus, une fois même les deux formes sur les deux yeux du même individu. *Arlt* a souvent observé qu'une forme développe l'autre par contagion, et cela l'a décidé à considérer les deux formes comme une seule et même maladie. Auparavant il les considérait comme deux formes complètement distinctes. Il a même été le premier qui ait donné une description claire des granulations vraies; aussi en est-il résulté qu'on désigne très souvent cette maladie par le nom

(1) *Heidelberger Ophth. Versammlung*, 1881, p. 37.
(2) *La blennorrhée dans l'œil humain*. Gratz, 1841.

de trachome d'Arlt (1). Mais ses observations faites pendant de longues années l'ont finalement amené à renoncer à cette division artificielle.

Existe-t-il une liaison étiologique entre la forme aiguë et la forme chronique? Il n'y a aucun doute que la blennorrhée chronique est quelquefois la conséquence de la blennorrhée aiguë. Mais cela n'est pas absolu, car dans la majorité des cas, elle s'établit d'emblée. La conjonctivite granuleuse type ne se présente pas comme le stade chronique terminal de la blennorrhée aiguë. Cependant *Arlt* a observé aussi l'existence des granulations dans des cas de blennorrhée chronique, développée par suite d'infection blennorrhagique. *Sattler* (2) rapporte le cas d'une femme, atteinte de pertes blanches peu abondantes, dont l'enfant fut atteint, quoiqu'à un léger degré, de blennorrhée aiguë et qui communiqua par contagion à sa mère un vrai trachome. Le cas de *Goldzieher* cité plus haut est semblable.

Il est donc démontré que la blennorrhée chronique, aussi bien que la conjonctivite granuleuse, peuvent provenir l'une et l'autre d'une blennorrhée aiguë. Cela établit à nouveau entre les deux formes chroniques et la forme aiguë un lien réel. Il serait donc possible de rapporter en dernière analyse toutes les inflammations blennorrhéiques de la conjonctive à une infection génitale. Dans le cas de la blennorrhée aiguë, elle serait directe, et indirecte dans celui de la blennorrhée chronique ; si donc une blennorrhée aiguë se transforme en une blennorrhée chronique, cette dernière pourrait par son transport aux autres, provoquer

(1) Arlt, *Maladies de l'œil.* Prague, 1854, t. I, p. 106.
(2) *Heidelberger Ophth. Versammlung,* 1881, p. 27.

immédiatement la forme chronique et la propager (1). En tout cas, je suis partisan de l'identité des deux formes chroniques de l'inflammation blennorrhéique des yeux. J'ose d'autant plus soutenir cette opinion ici, qu'au point de vue de la prophylaxie, il n'y a entre elles aucune différence à faire, et j'emploierai pour toutes les deux l'expression de trachome, pour la simple raison qu'elle est la plus courte.

§ 36. En général, on est d'accord pour reconnaître que les inflammations blennorrhéiques de la conjonctive ne sont pas autochtones, mais résultent d'une contagion provenant soit du vagin, soit du canal uréthral, soit enfin d'une conjonctive atteinte elle-même d'inflammation gonorrhéique. Quant à la contagion, il est bon de faire les remarques suivantes :

1° *La contagion* peut être directe, par exemple lors de la projection du pus dans l'œil du médecin qui examine un œil atteint d'ophthalmie purulente; mais il est bien plus fréquent de la voir se produire par l'intermédiaire des doigts, du linge de pansement, des éponges, etc.

2° Le *danger* est d'autant plus grand que la sécrétion est plus abondante et plus riche en pus. Un écoulement vaginal virulent de la mère fait courir à l'enfant un bien plus grand danger qu'un catarrhe simple à sécrétion muqueuse.

(1) Neisser, dans le pus gonorrhéique, ainsi que dans la blennorrhée aiguë, a isolé des micrococcus (gonococcus) caractéristiques que Sattler et Leber ont retrouvés dans la sécrétion trachomateuse. Sattler les a trouvés aussi à l'intérieur des granulations. Des cultures de ces micro-organismes, inoculées, ont provoqué l'inflammation trachomateuse caractéristique de la conjonctive. Ceci parlerait en faveur de l'identité d'origine des formes blennorrhéiques aiguë et chronique.

Les blennorrhées aiguës sont beaucoup plus contagieuses
que les blennorrhées chroniques, et cela d'autant plus qu'il
y a plus d'inflammation et de sécrétion.

Piringer a tenté des inoculations de pus provenant soit
des parties génitales, soit d'yeux atteints de blennorrhée
sur la conjonctive saine de personnes aveugles. Il fit en tout
quatre-vingt-quatre inoculations, sur quarante-neuf individus. Il constata que la sécrétion d'une blennorrhée aiguë
légère dans le début, lorsque la sécrétion est claire comme
de l'eau, n'expose pas à la contagion. Il en est de même
pour les blennorrhées chroniques, quand la sécrétion est
limpide. Au contraire, cette contagion est sûre et violente
lorsqu'on prend pour l'inoculation le pus bien formé d'une
blennorrhée aiguë ou chronique.

3° *La violence et la rapidité* de la contagion dépendent
de la provenance, de la quantité et aussi de l'état frais du
pus inoculé. Si un œil atteint de blennorrhée aiguë en
contamine un autre, celui-ci, dans la règle, est atteint aussi
de blennorrhée aiguë, et cela au bout de quelques heures
(six à huit); si l'œil infecté est atteint de trachome, l'œil
contaminé par lui sera aussi atteint de trachome, la durée
de l'incubation étant de soixante-douze heures, d'après *Piringer*, et de sept jours et au delà peut-être, d'après *Sattler*.

Plus la matière est fraîche et plus violente est la contagion. Cette propriété se conserve environ trente-six heures
quand la matière est desséchée sur du linge, et soixante
heures si elle est conservée comme du vaccin. Dans les limites
de ce terme, la virulence se conserve, quoique la matière
inoculée provoque une inflammation d'autant moins intense
qu'elle est plus ancienne. Le dessèchement aussi bien que

la dilution affaiblissent la virulence, ou même la détruisent
totalement. En ce qui concerne la sécrétion d'une très violente blennorrhée aiguë, il faut pour cela une dilution dé-
passant le centième (*Piringer*).

4° La bénignité ou la violence de la contagion dépendent des conditions de l'œil contaminé : l'état catarrhal de
de la conjonctive la favorise ; et même la conjonctive
saine ne réagit pas toujours de la même façon, d'après les
essais de *Piringer*.

L'air peut-il servir de véhicule à la contagion ? cela n'est
pas établi d'une façon irréfutable ; on devrait toutefois
admettre que la matière desséchée répandue dans l'air
puisse contaminer la conjonctive.

CHAPITRE DEUXIÈME

Blennorrhée ou ophthalmie purulente des nouveau-nés.

L'infection provient, dans l'immense majorité des cas, de
blennorrhée des nouveau-nés, de la sécrétion vaginale de
la mère, et dans quelques cas de la contagion d'un nourrisson par d'autres.

§ 37. L'*infection par la mère* se fait pendant ou plutôt
aussitôt après l'accouchement. L'enfant traverse le canal
vaginal avec les yeux fermés ; si bien que pendant le dégagement de la tête, la sécrétion vaginale ne peut s'introduire
dans le cul-de-sac conjonctival que très difficilement et en
quantité minime. Mais la sécrétion reste dans les cils et

sur le bord des paupières et gagne le cul-de-sac dès que l'enfant ouvre les yeux.

Une infection pendant le passage de la tête à travers le vagin ne pourrait se produire que pendant un accouchement laborieux, lorsque la tête reste longtemps dans le vagin ou bien lorsque le forceps est appliqué sur la tête. Comme *Haussmann* le fait remarquer, il peut se produire dans ce cas un déplacement des parties molles du visage, suivi d'une ouverture de la fente palpébrale. Peut-être la blennorrhée frappe-t-elle plus souvent les garçons que les filles parce que la dimension de la tête étant chez eux plus grande, le séjour dans le canal vulvo-vaginal est plus prolongé.

Il est des cas incontestables dans lesquels la blennorrhée a éclaté aussitôt après et peut-être même pendant l'accouchement. On a signalé un cas de perforation des deux cornées constatée à la naissance à la suite de blennorrhée, évidemment alors de cause intra-utérine. *Haussmann* (1) pense que souvent l'accoucheur porte avec ses doigts imprégnés de matière virulente, la contamination sur les enveloppes fœtales, ou directement même sur le visage de l'enfant; ceci est très possible dans les présentations de la face.

La blennorrhée des nouveau-nés n'est pas seulement produite par un catarrhe virulent, mais elle peut l'être aussi par un *catarrhe vaginal simple*. C'est l'avis de la plupart des auteurs. S'il n'est pas facile dans les maternités de se prononcer avec certitude sur le caractère d'un catarrhe va-

______

(1) Haussmann, *Conjonctivite infectieuse des nouveau-nés.* Stuttgart, 1882.

ginal, il n'en est pas ainsi dans la pratique privée : presque chaque oculiste a vu des cas où l'enfant d'une femme atteinte de flueurs blanches bénignes, avait contracté une véritable blennorrhée. L'occasion de telles observations est loin d'être rare, attendu que la leucorrhée est la compagne habituelle de la grossesse (1).

Si l'infection a lieu pendant l'accouchement, la blennorrhée éclate du deuxième au cinquième jour (2), et la différence dans la durée de l'incubation dépend de la qualité et aussi de la quantité de matière virulente qui a pénétré dans les yeux.

§ 38. Lorsque la blennorrhée ne se développe qu'après le cinquième jour, il faut admettre que l'infection n'a eu lieu qu'après la naissance, et dans ce cas, elle est due à la contamination par les doigts soit de la garde, soit de la mère, soit enfin par les linges ou éponges imprégnés de lochies. Il convient de dire cependant que les lochies de femmes non malades ne sont pas susceptibles de contaminer la conjonctive des nouveau-nés; cela résulte d'expériences tentées par *Zweifel* (3), lesquelles ont toutes été négatives.

L'infection d'un œil par un autre atteint de blennorrhée arrive fréquemment; dans tous les cas où les deux yeux d'un nourrisson ne sont pas pris simultanément, mais où

(1) Haussmann, sur 250 femmes grosses des basses classes de la société, a trouvé 249 fois du catarrhe vaginal muqueux ou purulent, tandis que dans la pratique privée il ne l'a constaté que 30 fois sur 50. Charrier, sur cent, en a trouvé 72 fois.

(2) Crédé (*Archiv f. Gynäkolog.*, t. XVIII, p. 367) a observé que la blennorrhée contractée pendant la naissance éclatait du deuxième au troisième jour, jamais après le cinquième.

(3) Zweifel, *Archiv f. Gynäkol.*, t. XXII, p. 325.

l'un est atteint après l'autre au bout d'un intervalle de deux ou plusieurs jours, on peut admettre que le second œil a été contaminé par le premier; il en est de même pour la propagation de la blennorrhée entre nourrissons, ainsi qu'on l'observe dans les maternités et les hospices d'enfants trouvés, par la négligence des nourrices et des gardes. Sur 4,140 enfants atteints de blennorrhée, et pris en partie dans une crèche de Paris et en partie dans une maison d'enfants trouvés de Saint-Pétersbourg, 1622, soit 39 °/₀, avaient gagné leur mal à l'établissement, contaminés par d'autres enfants (1). A Vienne, dans l'établissement des enfants trouvés, on constata que de 1854 à 1866, sur 130,104 enfants 5,616 avaient été atteints de blennorrhée. De ces derniers, 1,413, donc 25 °/₀, avaient contracté la maladie dans l'établissement.

Existe-t-il encore d'autres causes capables de produire la blennorrhée des nouveau-nés ? On pensait autrefois que la lumière éclatante, les refroidissements, les injures mécaniques qui atteignent les yeux pendant l'accouchement, l'ictère, etc., étaient la cause de la blennorrhée; mais aujourd'hui cette manière de voir ne compte plus guère de partisans. *Haussmann* pense que l'infection de l'œil des enfants peut provenir d'autres sources que les parties génitales de la mère. C'est ainsi qu'elle pourrait résulter de la sécrétion purulente provenant d'un sein crevassé, ou de la cicatrice purulente du nombril de l'enfant, du contenu des vésicules de pemphigus qui atteignent l'œil, de la viande crue qu'on met sur les yeux, etc. Je crois que ces conditions

____

(1) *Rapport* de Dolbeau, Frœbélius et Doebb, *in Haussmann.*

sont de nature à provoquer un catarrhe de la conjonctive, mais point de la blennorrhée. Dans certains cas de blennorrhée du sac lacrymal, de carie orbitaire, etc., il se produit une abondante sécrétion purulente qui peut bien contaminer la cornée, en y provoquant des abcès, mais qui est incapable de faire naître la blennorrhée. Il en est de même lorsqu'un médecin reçoit directement du pus dans l'œil en ouvrant un abcès, ou qu'un anatomiste reçoit du liquide infectant d'un cadavre.

Sattler a fait, à cet égard, des expériences précises. Il a pris du sang corrompu, de la viande altérée ou même des cultures pures de différents champignons de putréfaction ; il les a introduites dans le sac conjonctival de l'homme, sans y produire la moindre réaction. On peut donc bien admettre que la blennorrhée conjonctivale doit son origine à un champignon qui ne trouve de milieu de culture favorable que dans la muqueuse des parties génitales et dans la conjonctive humaine.

L'ophthalmie des nouveau-nés trouve donc sa source initiale dans la sécrétion des parties maternelles. Certaines circonstances, encore inconnues, favorisent à certains moments l'infection. On observe souvent de véritables épidémies de blennorrhée de la conjonctive, dans les maternités et dans les établissements d'enfants trouvés.

§ 39. *Fréquence de la blennorrhée des nouveau-nés.* — Nous ne possédons aucune statistique sur l'extension de la blennorrhée en général, mais seulement sur sa fréquence dans certaines maternités et maisons d'enfants trouvés.

Les ophthalmies qui atteignent les enfants nouveau-nés se divisent en légères et graves. Les premières ont un caractère catarrhal, les secondes un caractère blennorrhéique. Il est hors de doute qu'une grande partie des catarrhes conjonctivaux reconnaissent pour cause une infection ; cela résulte de ce fait que la prophylaxie ne diminue pas seulement le nombre des blennorrhées elles-mêmes, mais aussi celui des catarrhes de la conjonctive. Il faut admettre que dans les cas légers, la sécrétion de la mère était moins infectieuse, ou bien que l'enfant en a reçu dans l'œil une très faible quantité.

Les différents observateurs, tantôt comptent et tantôt ne comptent pas ces cas de catarrhe de la conjonctive, sans l'indiquer dans leurs relevés statistiques. C'est ce qui explique que le recensement des enfants blennorrhéiques se soit élevé, pour les nouveau-nés, par exemple, à la clinique d'accouchement de Berlin, selon les années, de 1 $\%$ à 8 $\%$, pendant que d'un autre côté, la blennorrhée à la Charité de Berlin, flottait entre 7 $\%$ et 21 $\%$.

Je résume dans la table suivante le nombre des cliniques d'accouchement et d'établissements charitables d'enfants trouvés, classés *in extenso* par *Haussmann* :

ÉTABLISSEMENTS.	ANNÉES.	ENFANTS MALADES. (Pour 100.)	
I. — *Cliniques d'accouchement.*			
Établissement universitaire d'accouchement à Berlin..........	1829-1869	1.07 à	8.3
Charité, à Berlin...............	1817-1879	7.4	21.3
Breslau........................	1827-1877	7.0	18.5
Dresde.........................	1826-1875	2.2	25 3
Halle..........................	1840-1879	2.8	21.7
Leipzig........................	1849-1879	7.6	13.6
Munich (1).....................	1860-1881	0.8	5.2
Stuttgart......................	1828-1879	5.8	20.9
Vienne. Première Clinique......	1857 1864	0.84	2.3
— Deuxième —	1857-1864	0.6	1.6
Pétersbourg....................	1845-1854	1.2	1.4
Stockholm......................	»	2.9	7.9
II. — *Établissements pour les enfants trouvés.*			
Prague.........................	1865-1868	8.6	13.0
Vienne.........................	1856-1866		4.31
Pétersbourg....................	1830-1878	5.9	10.0

Il y a environ dans les établissements d'enfants trouvés 1/4 à 1/3 des enfants qui deviennent malades par suite de contagion par les autres.

Ces données ne permettent de tirer aucune conclusion directe sur la fréquence de la blennorrhée ailleurs que dans les maternités. On peut seulement présumer que dans les classes aisées elle est moins fréquente que dans ces établissements, mais dans les classes inférieures, cette maladie est au contraire plus fréquente. En effet, la propreté est moindre chez la population pauvre (notamment en ce qui concerne la quantité de linge dont elle peut disposer) que dans une maternité bien entretenue, bien dirigée.

(1) Hecker, *Archiv für Gynäkol.*, t. XX, p. 387.

Les rapports des cliniques ophthalmologiques ne fournissent non plus aucun renseignement sur la fréquence des blennorhées dans la population en général; ils ne donnent même pas la proportion entre la blennorrhée et les autres affections oculaires. La blennorrhée est souvent négligée par les parents et les sages-femmes, et le médecin n'est appelé que dans les cas graves. *Hirschberg* a relevé parmi 21,440 maladies d'yeux 1,46 % pour la blennorrhée des nouveau-nés.

§ 40. *Danger de la blennorrhée.* — J'ai déjà mentionné plus haut, qu'à côté des cas graves, se produisent des cas légers, qui portent en eux le caractère d'un simple catarrhe de la conjonctive.

Königstein (1) a trouvé que parmi 1,092 enfants de la deuxième clinique d'accouchement à Vienne, qui n'avaient pas subi de traitement prophylactique, 4,76 % avaient la blennorrhée et 14, 5 %, le catarrhe. On a relevé à Dresde dans une maternité, sur 690 cas de blennorrhée, 360 cas graves et 330 légers. Une limite précise entre les cas graves et les cas légers est difficile à établir, de plus elle n'est pas utile. Il est fort important, au contraire, de ne pas ignorer combien la cornée est souvent atteinte et quel est le danger qui en dérive au point de vue de la force visuelle. Malheureusement peu de rapports ont été publiés sur ce point. Je rassemble ici les données que j'ai pu trouver à ce sujet.

(1) *Archiv.* Kinderheilkunde, t. III, 1882.

ÉTABLISSEMENTS.	CAS de BLENNORRHÉE.	TROUBLES DE LA CORNÉE.	CÉCITÉ MONOLATÉRALE.	CÉCITÉ BILATÉRALE.	YEUX ATTEINTS. (P. 100)
Charité de Berlin............	213	2	2	?	1.9
Maternité de Munich (1).....	123	1	2	1	2.4
— de Dresde.........	1378	38	15	4	3.8
— de Stuttgart......	538	13	12	1	4.6
Enfants trouvés, à Vienne...	1347	112	171	42	21.0
— à Prague...	300	105	32	?	45.7

Je ferai, à propos de cette table, les remarques suivantes :
Dans le rapport il est souvent question de trouble et de né-
bulosités de la cornée, que j'ai rangés sous la rubrique
« troubles de la cornée », et qui doit renfermer certains cas
de cécité, attendu qu'il n'est pas fait mention dans chaque
cas particulier de l'étendue de ces troubles.

La différence est frappante, entre les maternités et les
établissements d'enfants trouvés, dans lesquels on constate un nombre beaucoup plus élevé de cécités. Dans
la plupart des maternités, la mère reçoit son exéat le 8e ou
le 10e jour après l'accouchement, si elle est bien portante,
lors même que les yeux de son enfant sont malades, et le
sort ultérieur de l'enfant reste inconnu ; dans les établissements d'enfants trouvés, au contraire, on reçoit des enfants
déjà atteints de blennorrhée, et même très souvent à un degré trop avancé de l'affection pour que le traitement puisse
sauver la cornée. Aussi trouve-t-on qu'ici le chiffre des cécités se rapproche de celui des cliniques oculistiques qui
reçoivent à la fois des cas récents et des cas anciens qui ont
été peu ou point soignés :

(1) Hecker, *Archiv für Gynäkol.*, t. XX, p. 388.

Table de quelques cliniques :

AUTEURS.	NOMBRE des OBSERVATIONS.	AFFECTIONS DE LA CORNÉE.	CÉCITÉ DOUBLE.	YEUX ATTEINTS. (P. 100.)
Horner (1).	108	43	0	39.8
Hirschberg (2).....................	200	55	6	27.5
Schœler (3).....................	156	43	?	27.5
Heymann (4).....................	139	25	?	18.0
Emrys Jones (5).................	420	72	16	17.1

Ces chiffres présentent la blennorrhée comme plus grave qu'elle n'est, car les oculistes voient relativement beaucoup plus de cas graves ou négligés que de cas légers ; pourtant, il y a entre ces chiffres et ceux des maisons d'enfants trouvés, même accord en ce qui concerne le nombre des cécités doubles.

ÉTABLISSEMENTS	NOMBRE des BLENNORRHÉES.	CÉCITÉ DOUBLE.	P. 100.
Vienne, enfants trouvés.........	1347	42	3.1
Hirschberg, clinique.............	200	6	3.0
Emrys Jones, clinique..........	420	16	3.8

Horner, sur 108 cas, n'a relevé aucune cécité.

Il ressort donc avec évidence que tous les ans beaucoup

(1) Gerhardt, *Manuel des maladies de l'enfance*, t. V, IIe part., p. 262.
(2) *Contribution à la pratique des maladies des yeux*, 1876, p. 6.
(3) *Compte rendu de l'année* 1880, p. 7.
(4) *Prager Vierteljahresschrift*, 1860, t. II, p. 70.
(5) *Manchester med. Society*. Febr. 1881.

d'enfants nouveau-nés sont atteints de blennorrhée et que
parmi eux, la cécité en frappe un certain nombre dont le
chiffre ne peut être précisé.

Il est encore actuellement impossible d'établir la valeur
numérique du contingent des aveugles par blennorrhée,
dans le nombre total des aveugles. Il est vrai que les
données qui s'y rapportent sont nombreuses, mais elles
sont de nature trop différente pour qu'on puisse en tirer
une conclusion définitive. Cette diversité des données tient
à deux causes : variété du matériel qui a été examiné, et
fréquence variable de la blennorrhée avec les pays. Le matériel examiné est de trois espèces différentes : celles-ci
concernent 1° les pensionnaires des instituts d'aveugles ;
2° les malades des cliniques ophthalmologiques et 3° les habitants en général de toute une région. Je ne citerai que
quelques exemples de chacune de ces trois catégories.

I. — *Établissements d'aveugles.*

0/0 d'aveugles par blennorrhée.

Reinhard............	Allemagne, Autriche............. / Danemarck, Hollande............ \	40
Claisse.............	Paris........................	46
Magnus.............	Breslau.......................	34
Katz...............	Berlin........................	41

II. — *Cliniques oculistiques.*

Magnus.............	Neuf cliniques allemandes......	10.8
Cohn...............	Breslau.......................	11.1
Daumas.............	Paris.........................	69.3
Bourjot Saint-Hilaire.	Paris.........................	27

III. — *Population réunie.*

Brunswick..	28
Nassau..	13

Quelle est la proportion véritable de la blennorrhée parmi les causes de la cécité en général ? D'une part les établissements d'aveugles la donnent trop élevée, par la raison qu'ils admettent surtout de jeunes aveugles parmi lesquels la blennorrhée est relativement fréquente ; d'un autre côté, dans les cliniques, les aveugles de ce genre se présentent beaucoup plus rarement que les autres, la plupart d'entre eux considérant leur mal, qu'ils ont depuis l'enfance, comme incurable. C'est pour cela que *Cohn* et *Magnus* en ont relevé un si médiocre tant pour cent. Enfin, pour ce qui concerne les examens faits sur les aveugles d'une population tout entière, ils sont trop peu nombreux et ne présentent pas assez de garanties pour qu'on puisse en tirer des conclusions précises ; en tout cas, on peut dire que la blennorrhée n'est pas répandue au même degré partout, et que les conditions qui la favorisent sont loin d'être les mêmes dans les diverses populations, car elles dépendent d'une part de la fréquence du catarrhe vaginal et d'autre part du degré de civilisation et partant de la propreté.

§ 41. *La prophylaxie de la blennorrhée des nouveau-nés* doit être une des plus grandes préoccupations de l'hygiène. Il faut qu'on sache qu'une mesure bien appliquée dès le début peut, dans la plus grande partie des cas, en arrêter le développement. Lorsque la prophylaxie aura été insuffisante, nous possédons des méthodes de traitement qui peuvent avec assez de certitude prévenir la cécité.

Nous devons, en conséquence, nous occuper ici des moyens prophylactiques, contre la contagion, aussi bien que du traitement de la blennorrhée elle-même.

A. — Prophylaxie de la blennorrhée.

La prophylaxie de la blennorrhée découle de la connaissance même que nous avons de son développement par contagion. Déjà, à cet égard, au commencement de ce siècle, en 1807, *Gibson* a fort exactement et clairement posé les bases de la prophylaxie en formulant les propositions suivantes ;

1° Il faut faire disparaître les flueurs blanches de la mère pendant la grossesse.

2° Si on n'y a pas réussi, il faut, pendant l'accouchement, en débarrasser le vagin.

3° Lotions des yeux de l'enfant aussitôt après la naissance, pour empêcher les effets nuisibles du contact des matières avec ses yeux, à l'aide d'un liquide capable d'en neutraliser l'action nocive.

Même de nos jours, on n'aurait pu établir les conditions de la prophylaxie d'une manière plus précise. Il est donc tout à fait surprenant que ces efforts aient été oubliés, tandis que les idées de contagion de la blennorrhée gagnaient chaque jour du terrain. C'est *Bischoff* (1), de Bâle, en 1875, qui le premier entreprit dans la Maternité de cette ville, la désinfection du vagin par une solution phéniquée, et celle des yeux par une solution d'acide salicylique. *Schiess*, en 1876, publia aussi, à Bâle, un avis dans lequel il exigeait des sages-femmes qu'elles employassent, aussitôt après la naissance, un désinfectant pour laver les

____

(1) Horner, *Gerhardt's Handbuch der Kinderkrankh.*, t. V, p. 269.

yeux des nouveau-nés. Depuis cette époque, des pratiques analogues ont été mises régulièrement en usage dans plusieurs établissements et des rapports ont été faits à ce sujet.

La prophylaxie doit s'exercer aussi bien pendant qu'aussitôt après la naissance.

I. — INFECTION PENDANT LA NAISSANCE

§ 42. On a proposé, pour la prévenir, deux moyens : la désinfection du vagin de la mère et celle des yeux du nouveau-né.

En ce qui concerne la mère, toutes les fois qu'il existe du catarrhe simple ou purulent du vagin, on devrait le faire disparaître déjà pendant la grossesse, et là où cette mesure n'a pas été prise, il faut désinfecter le vagin pendant l'accouchement. La sortie des eaux de l'amnios pratique bien, il est vrai, un lavage du canal vaginal, mais, il peut rester de la sécrétion dans les plis de la muqueuse ; de plus, chez les primipares, lorsque le travail traîne en longueur, une sécrétion nouvelle a le temps de s'amasser dans le vagin, après la rupture de la poche des eaux.

Crédé, dans son premier travail, a insisté sur la désinfection du vagin, en même temps qu'il préconisait le lavage des yeux avec la solution d'acide borique. *Haussmann* se prononça également pour ce procédé. En Autriche, les sages-femmes sont tenues de faire la désinfection du vagin avant la naissance. Nous ne pouvons pas démontrer, par la statistique, l'action préservatrice qu'exerce la désinfection unique des voies génitales de la mère, la désinfection des yeux ayant toujours été faite en même temps. Actuellement, c'est à la désinfection des yeux qu'on attache partout la plus grande importance.

La sécrétion infectante s'attache aux cils et aux bords des paupières et atteint la muqueuse conjonctivale lorsque l'enfant ouvre l'œil. On conçoit que c'est par une désinfection locale seule qu'on peut empêcher la contamination de l'œil. Une désinfection est-elle efficace lorsque déjà la sécrétion a pénétré dans le cul-de-sac conjonctival? Oui, d'après les essais de *Piringer*, qui a démontré que le pus blennorrhéique, introduit dans ce cul-de-sac, ne produisait aucun effet si, immédiatement après l'opération (au plus 3 minutes), on lavait soigneusement le cul-de-sac conjonctival et que l'on maintînt des compresses d'eau froide pendant quelques heures sur les paupières.

Les principaux procédés employés sont les trois suivants :

a) *Nettoyage simple des yeux.* Abegg (1) conseille le lavage des yeux avec de l'eau pure, et il a réduit, par ce procédé, le chiffre des blennorrhées à 3 %.

Schirmer pense que l'infection des yeux du nouveau-né se fait surtout pendant le bain ; aussi, sans laver la tête de l'enfant, fait-il essuyer avec soin la figure et la tête, avec un linge sec ; ce n'est que le jour suivant, que le visage est lui-même lavé à part; par ce moyen il n'a eu sur 50 naissances, aucun cas de blennorrhée à constater.

b) *Nettoyage des yeux avec un liquide désinfectant.* La plupart des liquides employés comme tels en chirurgie

(1) *Archiv für Gynäkol.*, t. XVII, p. 502.

peuvent être employés. *Fieuzal* est partisan d'une solution faible d'acide phénique (1/250), mais il recommande de faire renouveler fréquemment ces lavages et au besoin, lorsque les paupières sont gonflées, il fait usage de compresses glacées (1) et du pansement méthodique au pinceau, avec une solution de nitrate d'argent à 1/60.

Crédé a été peu satisfait de l'emploi de la solution d'acide borique à 1/60; *Bischoff* a préconisé l'acide salicylique; *Schmidt-Rimpler* a conseillé l'eau chlorée; enfin la plupart ont fait usage de l'acide phénique, qui présente l'avantage qu'on l'a sous la main et dont l'emploi est imposé aux sages-femmes; *Haussmann* l'a employé en solution à 1/100; *Olshausen* à 2/00, de même que *Bunge* et *Macdonald*.

Gräfe demande que les paupières soient retournées, pour appliquer cette solution.

c) Instillation de *nitrate d'argent*. Après les résultats peu satisfaisants obtenus par l'acide borique, *Crédé* fit laver soigneusement les yeux avec l'acide salicylique (2/100) et instiller, immédiatement après, une goutte de solution de nitrate d'argent 1/40. Puis il remplaça l'acide salicylique par de l'eau pure, et instilla une goutte d'une solution de nitrate d'argent à 1/50; puis il fit appliquer sur les yeux, pendant 24 heures, des compresses d'acide salicylique à 2/00. Il abandonna ensuite complètement l'acide salicylique et se borna au lavage avec de l'eau, et à l'instillation du nitrate d'argent. C'est le procédé que *Königstein*, *Felsenreich* et *Bayer* ont adopté.

§ 43. Avant de se prononcer sur la meilleure méthode

(1) *Congrès d'hygiène de Genève*, t. I, p. 233, et *Revue d'hygiène et de police sanitaire*, 3e année, 1881.

à employer contre la blennorrhée, il convient d'abord d'enregistrer les résultats obtenus par les divers procédés mis en usage, et d'indiquer non seulement les proportions pour cent, mais aussi de tenir compte du chiffre absolu d'enfants observés, car plus grand sera ce nombre et plus auront d'importance les résultats obtenus.

Le tableau suivant permet de se faire une opinion sur ce sujet; il démontre qu'un simple lavage des yeux avec de l'eau peut diminuer la fréquence de la blennorrhée; *Bischoff*, avant l'introduction des lavages à l'acide salicylique, a pu, par le simple emploi de l'eau pure, réduire le nombre des blennorrhées de 5,6 à 3,5 $\%$. Le lavage avec de l'eau phéniquée donne encore de meilleurs résultats; *Königstein* avec ce moyen tombe à 1,4 $\%$. Dans tous ces procédés le moment auquel la désinfection est faite et le soin que l'on y met jouent un grand rôle. *Olshausen*, quand il désinfectait les yeux, après la section du cordon, avait 8,8 $\%$ de blennorrhée, tandis que lorsque le lavage des yeux fut pratiqué aussitôt après la sortie de la tête, ce chiffre tomba à 3,6 $\%$. Là où la désinfection est laissée aux soins des sages-femmes, leur habitude de ces pratiques joue un grand rôle; il en résulte que dans chaque maternité, les rapports concernant ces statistiques se présentent sous un aspect d'autant plus favorable que le procédé y est pratiqué depuis plus longtemps. *Felsenreich*, dans la première période de ses observations, avait 1,93 $\%$ de blennorrhées, dans la deuxième période 1,0 $\%$ (avec le procédé de *Crédé*).

AUTEURS.	AVANT L'EMPLOI DES MESURES PROPHYLACTIQUES.			APRÈS L'EMPLOI DES MESURES PROPHYLACTIQUES.			
	Nombre total des nouveau-nés.	Cas de blen- norrhée.	P. 100.	MÉTHODE PROPHYLACTIQUE EMPLOYÉE.	Nombre total des nouveau-nés.	Cas de blen- norrhée.	P. 100.
Abegg (1)........	»	»	»	Lavages à l'eau......................	»	»	3
Schirmer (2)... ..	»	»	»	Nettoyage à sec.....................	50	0	0
Bischoff (3).	»	»	5.6	Acide salicylique...................	»	»	2.6
Olshausen (4)...	550	69	*12.5	2 p. 100 d'acide phén. après section du cordon.	137	12	8.8
—	»	»	»	— — avant —	166	6	3.6
Krukenberg (5)..	1266	92	7.3	— — — —	82	11	13.4
Kœnigstein (6)...	1092	51	4.8	1 p. 100 — — —	1541	21	1.4
Crédé (7)........	2897	314	10.8	2 p. 100 de nitrate d'argent..............	1160	1-2	0.1-0.2
Kœnigstein	»	»	»	— —	1250.	9	0.7
Krukenberg.....	»	»	»	— —	703	1	0.14
Felsenreich (8)...	1887	82	4.3	— — 1re période d'obs..	3000	58	1.93
—	»	»	»	— — 2e —	2100	21	1
Russel Simpson (9)	»	»	11.76	— —	»	»	5
Bayer (10).......	1106	136	12.3	— —	361	0	0

(1) Nagel, *Jahresbericht f. Augenh. f.* 1881, p. 337. — (2) Cité par Königstein. — (3) Horner, *Handbuch der Kinderkrankheiten,* Gerhardt, t. V, 2e partie, p 264. — (4) *Berliner klin. Wochenschrift,* 1881, n°. 8. — (5) *Archiv für Gynäkologie,* t. XXII, p. 329. — (6) *Archiv fur Kinderheilkunde* t. III, 1882. — (7) *Arc iv für Gynäkologie,* t. XXI, p. 181. — (8) *Wiener med. Wochenschrift,* 1883, n° 35. — (9) *Annales d'oculistique,* t. XC, p. 145. — (10) *Archiv f. Gynäkologie,* t. XXX.

Il ressort de ces chiffres avec évidence que la prophylaxie de l'ophthalmie des nouveau-nés peut être efficacement entreprise par la désinfection, pourvu qu'elle soit faite soigneusement et autant que possible aussitôt après la naissance, alors même que la mère n'est atteinte d'aucune sécrétion vaginale.

Quel est le meilleur désinfectant? Jusqu'à ce jour, l'acide phénique et l'azotate d'argent ont été employés dans une large mesure. L'acide phénique ne doit pas être employé à trop faible dose ; une solution à 2 $\%$ peut encore être injectée dans les yeux, quoiqu'elle provoque quelquefois l'eczéma et l'enflure des paupières (*Kœnigstein*). En ce qui touche l'azotate d'argent, qui semblerait devoir être plus préjudiciable, il résulte des observations de Crédé, que la solution à 2 $\%$ ne produit chez la majorité des enfants aucune réaction, chez certains, cependant, elle produit l'hypérémie et une légère sécrétion de la conjonctive, s'éteignant d'elle-même au bout de trois jours au plus. Une plus faible solution ne paraît pas efficace; *v. Hecker*, qui l'a employée à 1 $\%$ dans la Maternité de Münich, n'en a obtenu aucun résultat. Si l'on compare les deux agents, nitrate d'argent et acide phénique, on remarque que *Olshausen* avec le second a encore 3,6 $\%$ de blennorrhée, *Crédé* avec le premier, seulement 0,1 $\%$. *Crédé*, depuis l'introduction de sa méthode, n'a constaté sur 1 600 nouveau-nés, que un à deux cas de blennorrhée.

Il est rarement fait mention d'un classement précis, en catarrhe simple et en ophthalmie blennorrhéique des nouveau-nés, si ce n'est toutefois *Königstein*, qui a pris soin de séparer ces deux formes, et de juger l'influence du traitement. D'une part 1092 enfants ont été laissés sans traitement, et d'autre part, 1541 ont été traités par l'acide phénique à 1 %; une troisième série de 1250 ont été traités par le nitrate d'argent à 2 %; le tout, confié aux soins du même personnel, a donné lieu aux résultats suivants :

Tableau de Kœnigstein :

TRAITEMENT.	NOMBRE des NOUVEAU-NÉS.	BLENNORRHÉE. (P. 100.)	CATARRHE. (P. 100.)	ENSEMBLE. (P. 100.)
Sans traitement.....	1092	4.76	14.5	19.26
1 p. 100 solution phéniquée...........	1541	1.42	6	7.42
2 p. 100 nitrate d'argent..............	1250	0.72	4.72	5.44

Krukenberg (1) a fait les mêmes expériences comparatives ; seulement il a employé le nitrate d'argent sous forme de pommade à la vaseline à 2 %, mais il donne maintenant la préférence à la solution. Voici du reste les résultats obtenus.

Sans traitement.......................... 7.3 p. 100
Avec 2 p. 100 acide phénique.............. 13.4
Avec 2 p. 100 pommade au nitrate d'argent,.. 0.14

En résumé, le traitement désinfectant est efficace, aussi bien contre le catarrhe que contre la blennorrhée des

(1) Krukenberg avait parmi 703 enfants, traités par la pommade, 4 cas de blennorrhée, soit 0,56 p. 100; trois de ces enfants furent atteints seulement du septième au neuvième jour, ce qui établit, sans aucun doute, que la contamination était postérieure à la naissance. Aussi, élimine-t-il avec raison ces cas, pour ne considérer que ceux chez lesquels la désinfection avait été inefficace.

nouveau-nés ; la solution de nitrate d'argent agit encore plus sûrement que l'acide phénique, et comme il est démontré qu'elle n'est pas dangereuse pour la cornée, on doit lui donner la préférence sur le dernier.

Enfin, il faut convenir que le procédé de *Crédé* est des plus simples. Il consiste, aussitôt après la section du cordon, à plonger l'enfant dans le bain, à lui faire laver les yeux avec de l'eau, et à lui instiller dans les yeux entr'ouverts, au moyen d'une baguette de verre, une seule goutte de la solution à 2 % d'azotate d'argent.

Ce médicament, dont l'action antiseptique est due à la coagulation immédiate de l'albumine qu'il provoque, arrête l'infection plus sûrement que l'acide phénique, parce que son action est moins superficielle et qu'il est capable d'atteindre les micro-organismes, agents de l'infection, jusque dans les cellules épithéliales de la conjonctive. Le sublimé corrosif est aussi un antiseptique très puissant et très sûr, d'après l'avis du Conseil d'hygiène de l'empire allemand ; à ce titre il mérite d'être expérimenté (1).

§ 44. Toutes ces méthodes, en usage presque exclusivement dans les maternités, doivent-elles être propagées au dehors et confiées aux sages-femmes ? — La prophylaxie de la blennorrhée des nouveau-nés est encore plus importante à instituer au dehors que dans les maternités : 1° le nombre des naissances dans les maternités n'est qu'une faible fraction de toutes les naissances ; 2° l'ophtalmie est moins dangereuse dans ces établissements, parce qu'elle est aus-

---

(1) M. le professeur Tarnier l'emploie depuis plusieurs années déjà dans son service à l'hôpital de la Maternité et en obtient d'excellents résultats. (*Note du traducteur.*)

sitôt l'objet d'un traitement. Dans le peuple, au contraire, la blennorrhée est négligée ou mal soignée, et la terminaison en est souvent fatale ; aussi les sages-femmes doivent-elles être en état d'exercer cette prophylaxie, surtout dans les pays comme la Suède, par exemple (1), où les médecins sont peu nombreux.

Il faut que le procédé confié aux sages-femmes soit des plus simples à appliquer, et ne nécessite pas le retournement des paupières, car par une manipulation maladroite le danger serait aggravé, et le cul-de-sac, qui doit être surtout atteint par la solution, puisque c'est là que s'accumule la matière infectieuse, ne serait précisément pas atteint et mis à découvert ; la simple instillation, au contraire, se répand dans les culs-de-sacs supérieur et inférieur, par la simple fermeture des paupières. Ni Crédé, ni Königstein, ni Felsenreich, n'ont fait retourner les paupières par les sages-femmes, ce qui ne les a pas empêchés d'obtenir d'excellents résultats ; aussi ne doit-on permettre aux sages-femmes de faire les instillations par la méthode indiquée, qu'après la leur avoir consciencieusement enseignée.

L'introduction de ces méthodes dans la pratique sera facilitée, lorsque le public connaîtra lui-même les dangers de l'ophtalmie et les moyens efficaces qu'on peut lui opposer. Les parents insisteraient alors souvent eux-mêmes pour qu'on fît le nécessaire. Des ouvrages populaires ont été publiés là-dessus par différents auteurs. C'est ainsi que *Brière* a fait distribuer, au Havre, aux parents des enfants dont on déclarait la naissance, des avis de ce genre. *Fieuzal*

(1) En 1878, 381 délivrances par le forceps ont été pratiquées par les sages-femmes. Irgens, *Centralblatt für Gynäkolog.*, 1880, n° 47.

a proposé qu'un pareil avis fût annexé au livret de famille
que le maire donne aux époux, le jour du mariage. *Roth*,
au nom de la Société anglaise pour la prévention de la cécité, a publié diverses brochures relatives à la blennorrhée ;
enfin, quelques gouvernements, émus de ces diverses propositions, les ont déjà prises en considération.

En 1878, a paru en Prusse, un nouveau manuel pour
les sages-femmes, dans lequel l'auteur dit : « La sage-femme
doit toujours commencer par le lavage des yeux, mais
pas avec l'eau du bain. » Il aurait pu ajouter « et pas au
moyen des éponges du bain. » En septembre 1880, le gouvernement français fit insérer au *Journal des communes*
une note appelant l'attention générale sur cette question.
En décembre 1882, le gouvernement autrichien conseilla,
dans une ordonnance, d'adopter la méthode de Crédé. Le
ministère de l'intérieur de Hongrie, à son tour, publia un
écrit populaire sur la blennorrhée des nouveau-nés qu'il
fit distribuer à toutes les sages-femmes du pays.

II. — INFECTION APRÈS LA NAISSANCE.

§ 45. Le lavage du corps de l'enfant, lors du premier
bain, répand dans cette eau la matière infectieuse, et
Schirmer pense que c'est par le lavage du visage, avec cette
eau « empoisonnée », que se fait surtout la contamination de
la conjonctive. Je crois qu'il y a là de l'exagération, car,
d'après les essais de *Piringer*, un certain degré de dilution
de la matière virulente lui enlève presque la totalité de son
pouvoir ; néanmoins, on fera bien de laver le visage avec
un linge ou une éponge, destinés exclusivement à cet effet,

et trempés dans de l'eau pure, non seulement au premier bain, mais aussi les jours suivants.

C'est par la sécrétion lochiale que se fait l'infection, dans les jours qui suivent la naissance. Dans beaucoup de maternités, et aussi dans les classes inférieures de la société, le nouveau-né reste dans le lit de sa mère, ce qui rend possible la contagion directe par les mains ou le linge. La propreté la plus sévère doit être exigée du personnel qui entoure la mère et l'enfant et de la part de l'accouchée même. *Haussmann* pense que les injections avec de l'eau phéniquée à 2 °/0, dans le vagin, renouvelées deux fois par jour, sont un excellent moyen d'évacuer la sécrétion lochiale. *Græfe* prescrit l'instillation deux fois par jour de la solution ci-dessus, dans les yeux de l'enfant, pendant les deux premiers jours.

Dans les maternités et établissements d'enfants trouvés, la contagion se fait souvent d'un enfant à l'autre, par suite du peu de précautions des gardes, qui se servent des mêmes éponges et linges pour des enfants sains et malades. Chaque enfant devrait avoir pour lui seul, tout ce qu'il lui faut.

Dans les maisons d'enfants trouvés, il devrait être interdit de prendre des nourrices atteintes de catarrhe vaginal virulent ou de blennorrhée oculaire. Beaucoup d'enfants arrivent dans l'établissement avec le germe de l'ophtalmie purulente, qui ne se déclare qu'un ou deux jours après leur admission ; aussi Haussmann conseille-t-il l'instillation à tous les enfants admis, de la solution de nitrate d'argent dans le cul-de-sac conjonctival, une fois par jour.

L'encombrement est une des principales causes qui favorisent le développement de la blennorrhée. Malheureu-

sement il existe dans la plupart des grandes maternités et
des établissements d'enfants trouvés ; aussi ne saurait-on
prendre trop de précautions au point de vue de la propreté
et de l'aération. Le médecin doit tous les jours inspecter
les enfants, et faire *isoler* ceux qui sont atteints. *Lefort* a
obtenu d'excellents résultats de cette pratique, à Paris.

B. — Traitement de la blennorrhée.

§ 46. Grâce à l'introduction des mesures prophylactiques dont nous venons de parler, on arrivera à réduire
l'ophtalmie purulente à son minimum dans les maternités,
et aussi plus tard dans le public. Mais elle ne disparaîtra jamais complètement ; heureusement qu'une thérapeutique
appropriée est de nature à combattre efficacement cette maladie, et là-dessus les oculistes sont presque tous d'accord.

Horner, sur dix mille cas de maladies d'yeux, en a observé
cent huit de blennorrhée récente, qui tous ont guéri sans
que la maladie laissât de traces. *Hirschberg* rapporte plus
de deux cents cas, parmi lesquels six avaient déjà des troubles de la cornée ; sur les 194 restant, il n'y eut aucun œil
perdu. *Schweigger* (1), sur quatre cent cinquante-deux cas,
en a trouvé cent vingt-trois qui avaient déjà la cornée prise,
et malgré cette complication, il en perdit seulement qua-
rante-trois ; les trois cent vingt-neuf restants qui furent soumis au traitement avant la complication cornéenne guéri-
rent complètement. On peut donc dire que la guérison est
assurée toutes les fois que le traitement peut être institué

(1) Heinrich, *Nagel's Jahresbericht f. Augenheil.*, 1882, p. 341.

avant que la cornée soit prise; d'où l'importance de soigner les malades le plus tôt possible. Dans les maternités où les enfants passent 8 jours, cela est facile, et explique les résultats favorables des tables ci-dessus. Dans les maisons d'enfants trouvés, ces derniers sont, comme dans les maternités, sous la surveillance médicale; malheureusement dans certains grands établissements, le personnel médical est tellement surchargé de besogne qu'il lui est impossible de porter constamment l'attention nécessaire sur les yeux.

Il est bien plus difficile de soumettre à un traitement les blennorrhées qui éclatent en dehors de ces établissements. Ce sont précisément ces cas-là qui ont très souvent une issue funeste. Il vaudrait mieux ne pas les traiter du tout, que de les traiter par des remèdes familiers, tels que : lavages des yeux avec de l'urine, application de viande crue sur les yeux, etc., qui ne font qu'augmenter l'inflammation. *Haltenhoff* insiste sur ce fait que les sages-femmes, au lieu d'exiger des parents une intervention médicale, font juste le contraire : elles les déconseillent de s'adresser à un médecin. Qu'y a-t-il donc à faire pour que les enfants blennorrhéiques soient soignés en temps utile? La sage-femme sera tenue d'exiger l'assistance d'un médecin. Le § 7 qui règle la question en Autriche, punit celles-ci lorsqu'elles se dérobent à ce devoir. Il en est de même en Suisse, et cette ordonnance a déjà porté des fruits. D'après *Horner*, depuis 1865, il ne se trouve dans l'établissement d'aveugles de Zurich, aucun cas de cécité par blennorrhée conjonctivale des nouveau-nés.

La sage-femme devrait, sous peine d'amende, être forcée de réclamer l'assistance d'un médecin, s'il se développe une

blennorrhée chez le nouveau-né; et si les parents refusent
d'obtempérer à sa demande, elle devrait en référer à l'autorité, et dégager ainsi sa responsabilité. Quant à la méthode
de traitement de la blennorrhée, je me bornerai à dire que
lorsqu'un enfant a un œil déjà pris, on doit autant que possible mettre le second à l'abri de la contagion. Malheureusement, le pansement occlusif, si efficace chez l'adulte, ne
peut être appliqué ici; on devra surtout exiger une grande
propreté et, à cause de l'écoulement possible du pus sur le
nez, veiller à ce que le décubitus de l'enfant se fasse sur le
côté malade; on évitera ainsi, dans la plupart des cas, la contamination. On a aussi pensé à désinfecter l'œil sain préven-
tivement, soit avec l'iodoforme, avec la solution de nitrate
d'argent, le sublimé, etc.; mais, à cet égard, il n'y a pas
encore de méthode définitive à imposer, à cause du petit
nombre d'expériences.

§ 47. Il importe maintenant d'établir les mesures prophylactiques dont les gouvernements doivent prendre l'initiative contre l'ophtalmie purulente des nouveu-nés. Leur premier devoir est d'adresser les instructions suivantes aux ac-
coucheuses :

1° Lorsque celles-ci sont appelées auprès d'une femme enceinte, elles doivent s'enquérir de l'existence d'un catarrhe
vaginal et, dans ce cas, conseiller la visite d'un médecin ;

2° La sage-femme doit, avant le toucher vaginal, se laver
soigneusement les mains et faire la désinfection du vagin
immédiatement avant l'accouchement ;

3° Les paupières de l'enfant doivent être lavées avec une
solution désinfectante dès que la tête est passée, ou tout au
moins avant la section du cordon et surtout avant le bain ;

4° Pour ce premier lavage des yeux, de même que pour les suivants, la sage-femme doit faire usage d'eau propre, et surtout d'éponges et de linges particuliers pour le visage de l'enfant;

5° Après le premier bain, on instillera dans chaque œil une goutte de la solution à 2 p. 100 de nitrate d'argent;

6° L'attention de la mère devra être soigneusement attirée sur la possibilité de la contagion par le transport d'une partie des liquides vaginaux sur les yeux de l'enfant, et elle doit être renseignée sur la manière d'éviter la contagion;

7° Aussitôt qu'une affection oculaire, même légère, se montre chez un nouveau-né, la sage-femme doit éveiller l'attention des parents sur la gravité possible et la contagiosité de l'affection; elle leur apprendra le mode de propagation de la maladie, et leur donnera le conseil d'appeler un médecin. Lorsque les parents n'en tiennent pas compte, la sage-femme est tenue d'avertir l'autorité, afin de dégager sa responsabilité. Quant aux parents insouciants, une punition devrait leur être infligée.

Quelques remarques pourraient être faites à propos de chacune de ces mesures, par exemple, si la solution d'acide phénique est le désinfectant adopté, c'est celui-là dont les sages-femmes seront tenues de faire usage pour le lavage des paupières.

Pour la désinfection du sac conjonctival, je conseille le procédé de *Crédé*, qui jusqu'à présent est celui qui donne le plus de garanties contre l'infection.

Quelques États, la Saxe entre autres, ont interdit aux sages-femmes de traiter elles-mêmes la blennorrhée.

Le gouvernement doit veiller à la stricte observation des mesures prescrites, et infliger un châtiment aux réfractaires. Lorsqu'un enfant est porté à un médecin, avec une blennorrhée négligée, et si celui-ci apprend que la sage-femme n'a pas fait son devoir, il devrait non seulement avoir le droit, mais être obligé de dénoncer la sage-femme coupable.

La principale objection à cette intervention des sages-femmes pour le traitement de la blennorrhée, est tirée de l'incapacité, pour la plupart d'entre elles, de le conduire à bonne fin. Aussi devrait-on exiger que pendant leur passage dans les maternités, elles fussent initiées aux pratiques de désinfection oculaire. Celles-ci seraient contraintes à prendre les mesures prophylactiques prescrites.

Quant à celles qui sont déjà dans la pratique, elles devraient se faire initier à l'éducation qui leur manque, dans toutes les villes où cela serait possible; mais il faut reconnaître que ce serait là pour la plupart une impossibilité que le gouvernement devrait s'efforcer de surmonter en faisant tenir à chacune d'elles un avis explicite sur les moyens prophylactiques à mettre en usage en pareil cas, sans pourtant user de contrainte.

A l'égard du public, le gouvernement devrait encore, selon l'avis de *Fieuzal*, faire insérer dans le livret de famille, même dans des calendriers populaires, les connaissances nécessaires sur le danger de l'ophtalmie purulente.

CHAPITRE TROISIÈME

. : .

Blennorrhée aiguë des adultes.

§ 48. La blennorrhée des adultes se développe comme celle
des nouveau-nés par une infection, dont la source réside
soit dans l'appareil génital, soit dans un œil atteint lui-
même de blennorrhée. Dans le premier cas, c'est l'inflammation blennorrhéique du conduit urinaire de l'homme,
ou des parties génitales de la femme, qui fournit la sécrétion infectieuse. Celle-ci est d'habitude apportée dan s
les yeux au moyen des doigts. Il existe des cas (moi-
même j'en ai observé deux) où l'infection résulte de ce
qu'un homme, atteint de gonorrhée, soigne ses yeux, avec
sa propre urine (remède très répandu dans le peuple,
pour la guérison des inflammations oculaires). Il paraît
qu'un catarrhe, même non virulent, des parties féminines
peut, dans certains cas, amener la blennorrhée aiguë,
laquelle peut devenir aussi dangereuse que si elle avait été
proprement causée par la gonorrhée. Cela résulte de ce fait
que lorsque des petites filles atteintes de catarrhe bénin des
parties portent, à l'aide des doigts, la sécrétion des parties
dans leurs yeux, elles sont quelquefois atteintes de blennorrhée aiguë (Arlt (1), Haussmann (2), Hirschberg (3)).

(1) Arlt, *Krankheiten des Auges*, 1881, p. 38.
(2) *Loc. cit.*, p. 35.
(3) *Centralblatt f. Augenheilkunde*, 1884, p. 311.

La blennorrhée aiguë résulte aussi de l'infection par un autre œil blennorrhéique, que ce soit la blennorrhée des nouveau-nés ou la blennorrhée aiguë des adultes. L'infection par la sécrétion des parties génitales malades, ou par des yeux malades, est très dangereuse pour les infirmiers et aussi pour les médecins, qui, pendant le traitement, sont exposés à recevoir de la sécrétion dans les yeux. De la même façon, s'infectent les mères et les nourrices qui allaitent des enfants malades. Elles sont même atteintes plus fréquemment, et cela s'explique par le peu de soin et de propreté de ces personnes. Aussi rencontre-t-on dans les maisons d'enfants trouvés, un nombre considérable de nourrices contaminées. *Haussmann* donne le relevé suivant, provenant de trois établissements d'enfants trouvés.

LOCALITÉS.	ENFANTS BLENNORRHÉIQUES.	NOURRICES	
		BLENNORRHÉE.	P. 100.
Pétersbourg.	2918	345	11.8
Vienne	3964	49	1.23
Prague	543	4	0.73

Piringer dit que les nourrices, dans les établissements d'enfants trouvés, se font souvent contaminer à dessein par les enfants, afin d'être renvoyées de l'établissement pour leur maladie d'yeux.

Malgré ces fréquentes occasions de contagion, la blennorrhée aiguë des adultes n'est pourtant pas très fréquente; d'après *Hirschberg* elle représente 1,18 pour mille ; d'après

Fieuzal (1) seulement, 0,5 pour mille sur toutes les maladies des yeux. Parmi 1,000 yeux aveugles, Cohn en trouva 26 perdus par la conjonctivite gonorrhéique. La blennorrhée aiguë des adultes est de beaucoup plus dangereuse que celle des nouveau-nés. Dans les cas graves, le traitement le mieux institué n'est pas capable d'empêcher une issue malheureuse.

§ 49. La *prophylaxie* contre cette maladie consiste à empêcher la sécrétion contagieuse d'arriver jusqu'à l'œil. La malpropreté et l'ignorance sont les causes d'un mal que très souvent une simple prévoyance empêcherait d'éclater. Il va de soi que si une personne est atteinte de gonorrhée ou d'un catarrhe virulent du vagin, le médecin qu'elle consultera, devra attirer son attention sur le danger que courent ses yeux. Malheureusement, beaucoup de ces malades ne consultent pas de médecin, tantôt par honte, tantôt par insouciance. Pour parer à cela, on a institué dans les armées, une visite régulière des troupes. Elle a lieu toutes les semaines et s'étend particulièrement aux maladies vénériennes. Lorsque, par suite de la diffusion de l'instruction, la propreté augmentera dans les classes pauvres, le chiffre de la blennorrhée aiguë diminuera forcément.

Le transport de la blennorrhée parmi les nouveau-nés, dans les maternités et les établissements d'enfants trouvés, peut être évité par le soin nécessaire et par la propreté. Quant à l'effet que produit une amélioration dans les soins, l'exemple de l'établissement des enfants trouvés, à Vienne, le démontre pleinement.[Pendant les années 1812-1813, *Just*

______

(1) *Congrès international d'hygiène*, Genève, t. 1, p. 225.

a constaté sur cent enfants nouveau-nés blennorrhéiques, 15,7 nourrices contaminées, et dans les années 1856-1863, seulement, 1,23. Il n'y a pas de doute, qu'une plus grande sévérité à l'égard de la propreté diminuerait encore le nombre des malades. Le moyen le plus efficace pour empêcher le transport de la blennorrhée des nouveau-nés aux adultes, serait d'établir le plus sévèrement la prophylaxie contre la blennorrhée des nouveau-nés, aussi bien à l'intérieur des maternités que partout ailleurs. Le nombre des nourrissons malades du côté des yeux diminuerait alors énormément. En cas de maladie, la sage-femme devrait tout de suite avertir les parents du danger de contagion et le médecin réclamé en ferait de même.

Les médecins et le personnel des infirmiers, connaissant le danger de la contagion, s'en préserveront par une attention vigilante et par une grande propreté. Les injections sont des plus dangereuses, qu'elles aient lieu dans le conduit urinaire, dans le vagin ou dans le sac conjonctival, et qu'elles soient ordonnées pour désinfecter seulement ou pour introduire une matière médicamenteuse ; car il arrive que le liquide souvent éclabousse un peu partout et peut atteindre l'œil de celui qui donne l'injection. Les oculistes protègent souvent leurs yeux, dans ce cas, avec des lunettes. Chez les médecins qui soignent les gonorrhées ce n'est pas, je crois, en usage, mais cependant cela ne saurait nuire (1). A l'égard de la blennorrhée aiguë de la conjonctive, on a récemment abandonné, dans beaucoup de cliniques, l'usage de la seringue dans la désinfection des yeux.

(1) Un de mes collègues a, en soignant un malade gonorrhéique, infecté son œil au moment de l'injection ; son œil a été perdu.

L'injection ne met pas seulement en danger l'œil de ceux qui soignent le malade, mais encore aussi l'œil du patient, qui, par un maniement inhabile de la seringue, peut facilement être blessé.

Lorsque que la maladie s'est déjà déclarée, il faut que le secours médical intervienne immédiatement; si un œil seulement est atteint, l'autre doit être protégé par un pansement occlusif, et si, sur l'autre œil, les premiers signes d'une inflammation de la conjonctive se montrent (en dehors du catarrhe qui facilement se déclare sur un œil bandé), je ne crois pas qu'on puisse faire mieux qu'en touchant une ou deux fois par jour la conjonctive (et énergiquement) avec une solution de nitrate d'argent à 2 $^0/_0$. J'ai quelquefois, par ce procédé, empêché la maladie d'éclater, mais seulement au début du mal. Si celui-ci a déjà éclaté, on ne doit, au contraire, cautériser que lorsque l'infiltration de la conjonctive est en rétrogradation, et qu'une sécrétion purulente existe déjà.

CHAPITRE QUATRIÈME

Trachome

§ 50. Sous cette dénomination je range, ainsi que je l'ai déjà dit précédemment, les formes *papillaire* et *folliculaire* que je confonds ensemble.

Pendant longtemps, l'opinion était généralement répandue, que le trachome a été introduit en Europe par les soldats de Napoléon Ier. Ces armées furent, en effet, frappées de cette maladie en Egypte, d'où le nom d'ophtalmie d'Egypte; mais la maladie existait depuis longtemps déjà en Europe, et c'est son caractère épidémique pendant et après les expéditions de Napoléon qui a seulement attiré l'attention des observateurs. Bien plus, l'existence dans les siècles antérieurs d'épidémies de maladies d'yeux né saurait être mise en doute. Arlt en cite toute une série, entre autres celle qui frappa les armées en Westphalie, en 1761, et si ce n'est pas un fait absolument certain, il est au moins très probable qu'il s'agissait du trachome. Comme preuve frappante, Arlt cite un passage de *Celse*, donnant une description très convenable du trachome, ce qui permet d'affirmer que ce genre d'ophtalmie était connu des Romains.

Le trachome est sans aucun doute une affection qui se propage par *contagion*. Dans un grand nombre de cas, il est impossible de prouver cette contagion, attendu que souvent le trachome existe d'une manière latente, et n'éclate vraiment pour le malade, que lorsqu'il a déjà acquis un certain développement; c'est pourquoi on a cherché à le baser sur d'autres causes. Arlt a décrit, le premier, la forme granuleuse du trachome et en a fait une maladie particulière, dont il attribuait l'origine à une manifestation de la scrofulose et dans quelques cas de la tuberculose.

Horner (1) pense que la forme folliculaire provient d'une infection miasmatique (air vicié), tandis que la forme papillaire résulte d'une infection contagieuse provenant de la sécrétion d'un œil malade. *Von Arlt*, modifiant sa première

____

(1) *Gerhardt's Handbuch der Kinder heilkunde*, t. V, p. 313.

manière de voir, explique aujourd'hui tous les cas d'inflammation trachomateuse de la conjonctive par l'infection venant d'un œil malade, et c'est à cette opinion que je me
range entièrement.

Mais si ce dernier point de vue est vrai, il n'en existe
pas moins d'autres conditions qui jouent aussi un rôle dans
l'origine du trachome et qui sont capables de favoriser le
transport de la maladie d'un individu à un autre et qui
déterminent une intensité de propagation variable. C'est
ainsi qu'on peut penser, comme *Stellwag de Carion* le fait
judicieusement remarquer, que dans les temps anciens, il
manquait au développement de cette maladie, l'existence
de foyers d'incubation, telle qu'elle résulte des grandes armées permanentes, de l'encombrement des écoles ainsi que
des nombreux établissements recueillant des orphelins, etc.
Au commencement de ce siècle, les causes favorables au développement du trachome se trouvèrent réalisées, grâce aux
longues guerres qui dispersèrent les armées dans toute l'Europe, les mettant ainsi en contact les unes avec les autres
et aussi avec la population civile. Dès lors, la maladie se
répandant successivement dans les divers pays, les uns après
les autres, perdit son caractère endémique pour revêtir celui d'une épidémie dévastatrice; en même temps celle-ci
arrivait à une acuité bien plus intense, la sécrétion affecta
le caractère de la purulence la plus marquée, ce qui contribua beaucoup à son expansion rapide.

Le développement du trachome est surtout favorisé dans
les lieux où existent des agglomérations de personnes (casernes, écoles, etc.), ce qui facilite sa propagation d'un individu
à un autre, le plus souvent par voie indirecte, c'est-à-dire par

l'usage commun des éponges, des mouchoirs, par le linge, par les eaux de lavage et sous la condition toutefois de l'existence expresse d'un seul cas de maladie des yeux dans l'agglomération. C'est ce qui explique que dans les casernes, une partie seulement des troupes puisse être atteinte ; en 1819, par exemple, à Mayence, le trachome éclata dans la garnison prussienne, au point que dans l'espace de quelques mois un tiers des hommes (1146), tomba malades, tandis que le contingent autrichien de la garnison fédérale fut absolument indemne.

Quant à la contagion par *l'air*, dont j'ai déjà dit un mot, si elle est possible, ce que je ne nie pas, ce n'est qu'à la condition d'un séjour très prolongé dans un air vicié. *Mueller*, qui a observé l'épidémie de Mayence, tient pour non dangereux le séjour dans la journée auprès de ces malades, tandis qu'il ne permet à aucun prix d'y passer une nuit (le non-renouvellement de l'air pendant la nuit augmentant les propriétés infectieuses de celui-ci). Dans les écoles qui reçoivent des pensionnaires et des externes, les internes sont beaucoup plus exposés à la contagion que les externes. En 1867, dans une visite faite à l'institution des sourds-muets de Breslau, *Cohn* (1) constata que sur 111 enfants qui étaient pensionnaires, 84 étaient atteints de trachome, tandis qu'il n'y en avait pas un seul parmi les externes, bien que ceux-ci passassent une grande partie de la journée avec les autres. Est-ce vraiment l'air vicié pendant le sommeil, qu'on doit incriminer dans ces cas, ou n'est-ce pas plutôt l'usage commun des objets de toi-

---

(1) *Hygiène de l'œil dans les écoles*, p. 170.

lette ? Cette dernière hypothèse me paraît beaucoup plus probable.

Mais si l'air vicié n'est pas une cause directe de contagion, du moins la favorise-t-elle. Il est hors de doute que le séjour dans un air malsain provoque le développement du catarrhe de la conjonctive, et spécialement des formations folliculaires, dans le sac conjonctival. Tous les médecins connaissent le catarrhe de la conjonctive désigné sous le nom de catarrhe d'hôpital, que certains malades gagnent par un séjour prolongé dans un tel établissement. Chez les élèves, les soldats, etc., se trouvent (en dehors des trachomateux) beaucoup d'individus atteints de catarrhe. En Allemagne, dans la première moitié de la décade 1870-80, beaucoup d'élèves furent examinés, parce que le bruit courait qu'une épidémie d'ophtalmie d'Égypte avait éclaté dans les écoles. *Cohn, Becker, Manz, Fœrster, Schroeder* et d'autres, examinèrent à ce point de vue un grand nombre d'écoliers (1). Ils trouvèrent seulement parmi eux, de 0,2 jusqu'à 0,4 % d'enfants trachomateux, et au contraire, de 12 à 18 % de catarrhes de la conjonctive ou de formations folliculaires. Le trachome ne se développe jamais spontanément sur de tels yeux, mais par contre ils sont favorables à la contagion, lorsque la sécrétion d'un œil trachomateux arrive jusqu'à eux.

§ 51. En ce qui concerne les *militaires*, les premières observations recueillies à cet égard remontent à l'expédition de Napoléon en Égypte. 32,000 hommes, c'est-à-dire le corps entier, ainsi que les troupes anglaises, en

____

(1) Reymond a fait des examens analogues dans les écoles **de** Turin.

furent saisis. Durant les vingt années qui suivirent, la maladie se développa dans presque toutes les armées d'Europe. L'armée française fut relativement peu éprouvée, mais la maladie devint bientôt épidémique dans toutes les armées. Dans l'armée anglaise, il y eut en 1818, plus de 5,000 aveugles, par suite de cette maladie. Dans l'armée prussienne, de 1813 à 1817, 20,000 à 25,000 hommes furent frappés, parmi lesquels 150 devinrent aveugles des deux côtés et 250 d'un seul. Dans l'armée russe, de 1816 à 1839, 76,811 hommes furent atteints; parmi eux, 878 perdirent un seul œil, 654 les deux yeux. En Italie, sur 1500 soldats, 97 furent privés de la vue d'un seul œil et 49 des deux yeux. Dans l'armée belge, en 1840, on comptait sur cinq soldats, un trachomateux; jusqu'en 1834, 4,000 soldats étaient devenus entièrement aveugles et 10,000 l'étaient d'un côté. La maladie se propagea en Portugal seulement en 1849 et y fut assez légère. Dans l'espace de huit ans, 10,000 soldats furent frappés, et parmi eux il y eut seulement 55 aveugles. L'année 1848 apporta la maladie en Danemark, où parmi 6,171 hommes, à Copenhague, 1156 furent pris.

Le trachome ne sévit plus aujourd'hui dans les armées avec la même violence, mais il y règne pourtant toujours. Tous les ans un certain nombre de recrues se trouvent frappées, beaucoup s'en retournent non guéries dans leur pays, et y propagent la maladie. Les armées permanentes constituent donc un continuel foyer de développement pour le trachome, ce qui est, pour certains pays, une vraie calamité.

Des chiffres précis manquent malheureusement, sur le nombre de ceux qui rentrent dans la vie civile après avoir gagné le trachome au service militaire. Nous savons seulement combien de soldats sont de ce chef invalidés, mais ceux-là ne représentent en réalité qu'un petit nombre parmi tous les soldats trachomateux en général. *Reich* (1) donne le relevé suivant, concernant l'armée du Caucase, où des observations périodiques sont faites sur les yeux des soldats. Parmi 40000 soldats environ, 2909 furent atteints d'ophtalmie granuleuse, soit 7,2 $^0/_0$; parmi 3401 recrues, 3 $^0/_0$ étaient malades; cela démontre que le reste, c'est-à-dire 4,2 $^0/_0$ furent contaminés à l'armée. Aussi bien que dans l'armée de terre, l'inflammation granuleuse de la conjonctive règne dans la marine. Elle a même souvent été plus violente à bord des navires que dans l'armée de terre.

En 1875, d'après *Uhlik* (2), on trouvait dans la marine de guerre autrichienne, environ un trachomateux sur six hommes. Le trachome est naturellement endémique dans les maisons d'invalides, aussi bien que dans les maisons militaires d'éducation.

§ 52. La maladie se propage du militaire au civil, par le congé des soldats et par leur logement chez l'habitant, par la guerre. C'est ce qui se produisit notamment à Saint-Hubert, en Belgique, où le trachome jusqu'alors était resté inconnu (1874) et où des soldats atteints de maladie des yeux apportèrent une violente épidémie, en logeant chez le civil. L'année suivante, la maladie s'était tellement répandue, qu'on ne trouvait guère plus de paupières normales dans la population, que chez les enfants et les vieillards (3).

(1) *Kaukasische medicinische Gesellschaft*, 1878, n° 26.
(2) *Statistischer Sanitätsbericht der k. k. Kriegsmarine*, Wien, 1877.
(3) Bastot, *De l'ophthalmie granuleuse dans les écoles*. Mons, 1878.

Dans les villes, ce sont les établissements où un grand nombre d'individus sont réunis, qui principalement déterminent le développement du trachome ; à ceux-là appartiennent les orphelinats, les maisons d'enfants trouvés, les asiles d'enfants, les écoles et les maisons d'éducation, les établissements d'aveugles et les hospices, les ateliers, les prisons, enfin les quartiers dans lesquels la population s'agglomère. Parmi les écoles, on doit citer avant tout celles où il existe un internat. Dans les maisons anglaises d'éducation, *Bowmann* a trouvé à l'égard du trachome 59 °/₀, *Nettleship* 50 à 60 ° ₀. Dans l'école des pauvres à Holborn, *Bader* (1) a observé 500 enfants souffrant de cette maladie. *Agnew* a fait la même remarque pour l'asile des enfants à New-York (2), *Hairion*, à Malines, trouva dans un orphelinat, en 1840, parmi 66 orphelines, 64 trachomateuses ; à Mons, sur 74 orphelines, 71 étaient atteintes (3) ; à la maison de correction de Dublin, d'après *Kirkpatrik*, de 1849 à 1855, il n'y eut pas moins de 134,838 individus infectés. Lorsque autrefois, la maladie éclatait sur un navire, comme on n'en connaissait pas encore le traitement, presque tout l'équipage était atteint. C'est ainsi, qu'un négrier « le Rodeur » avait 22 matelots à son bord et 160 esclaves. Le trachome s'y déclare, et un seul matelot est épargné. Lorsque le navire entra dans le port, 39 nègres et 12 matelots étaient complètement aveugles, beaucoup d'autres avaient un œil perdu ou la vue très gravement compromise (4).

(1) *Lancet*, 1877, p. 235,
(2) *The medical Record*, New-York, 1882.
(3) Daslot, *loc. cit.*
(4) Mackenzie traduit par Laugier et Richelot. Paris, 1844, p. 309.

L'âge n'est pas sans influence sur le trachome. Les enfants et les vieillards en sont moins atteints que l'âge moyen, dans ses divers degrés.

D'après Sämisch (1), 1151 trachomateux soignés par lui, se divisaient ainsi :

De   1 à 10 ans............... 6.9 0/0
De 10 à 20 ans............... 39.5 —
De 20 à 35 ans............... 44.4 —
Au delà de 35 ans............ 9.1 —

J'ai déjà dit que dans les locaux habités par un grand nombre de personnes, l'usage commun des différents ustensiles favorisait la contagion de la maladie. Dans le développement du trachome, c'est la malpropreté qui est un des facteurs les plus importants. Aussi, est-il naturel de le trouver beaucoup plus fréquemment parmi les pauvres que parmi les riches. Le grand développement du trachome, dans certains pays, en Orient et en Irlande, par exemple, est incontestablement dû à la malpropreté et à la misère.

Pour les mêmes raisons, certaines races semblent avoir une tendance marquée à le contracter. C'est ainsi qu'à Constantinople, d'après *Mannhardt*, les porte-faix arméniens, qui sont fort sales, en sont souvent atteints. La population en souffre plus en Finlande qu'en Suède où l'état social est meilleur. On connaît le grand développement du trachome chez les Juifs aussi bien dans les parties orientales de l'Europe que dans la Hollande.

§ 53. *Développement géographique.* — Le climat semble

(1) Græfe-Sæmisch, *Handbuch der Augenheilkunde*, t. IV, p. 63.

bien à cet égard exercer une certaine influence, autrement il serait inexplicable pourquoi certains pays sont plus que d'autres infectés par le trachome. Ceci s'applique également aux pays, où le genre de vie, la propreté, etc., sont à peu près les mêmes, comme par exemple, dans les différentes parties de l'Allemagne.

En ce qui concerne l'Europe, le trachome a atteint son plus grand développement dans les parties orientales du Continent. La Turquie d'Europe en est affligée à un haut degré, ainsi que les provinces danubiennes, la Grèce et la Russie. Il se propage de là sur les provinces baltiques de la Russie, les provinces orientales de l'Autriche et de la Prusse. En Autriche, c'est la Galicie, la Hongrie, la Croatie, la Dalmatie, qui en sont le plus ravagées. Il est plus rare en Bohême et en Moravie. Dans les provinces allemandes d'Autriche, principalement dans le Tyrol montagneux, il n'existe pour ainsi dire pas. En Prusse, ce sont également ment les provinces orientales, particulièrement la province de Prusse, de Posen et de Silésie, qui en souffrent le plus. Dans le centre et le sud de l'Allemagne, le trachome est rare. On le rencontre de nouveau, dans la vallée du Rhin, et avec une intensité qui augmente à mesure qu'on descend le fleuve. Sur le cours supérieur du Rhin, en Suisse et dans le Grand-Duché de Bade, le trachome est très rare. Il recommence à devenir plus fréquent depuis l'embouchure du Main, il atteint en Hollande et enfin dans toute la Belgique, un développement extraordinaire.

En France, le trachome n'est pas, en général, fréquent. Il l'est davantage en Espagne, encore plus en Italié, où il est fort développé. Dans les pays du Nord, c'est la Finlande qui en souffre le plus, la Norwège et le Danemark en sont moins affectés, et la Suède ne l'est presque pas.

Il règne partout dans la Grande-Bretagne et très fortement en Irlande. Même en Amérique ce sont les émigrants irlandais qui en sont principalement atteints.

En dehors des pays européens, c'est l'Egypte qui est le siège de prédilection de la maladie. Elle est répandue dans tout le nord de l'Afrique à un même degré; dans certaines parties de l'Algérie, presque tout le monde en souffre. Il diminue vers le sud de l'Égypte et paraît exister à peine en Nubie. Les nègres du centre de l'Afrique sont relativement épargnés, mais il règne très fortement sur les côtes de l'Afrique occidentale. Au Cap il y a peu de trachome.

L'Asie est dans toute son étendue ravagée par le trachome. Il est excessivement fréquent en Arabie, où un cinquième de la population en serait affecté. Les deux Indes, la Chine, le Japon et la Sibérie en sont infectés. Il en est de même pour les îles polynésiennes, pendant que la partie anglaise de l'Australie en est peu atteinte. Dans l'Amérique du Nord, les États de l'Ouest en sont plus affligés que les États de l'Est. Au Mexique et dans le sud de l'Amérique il est extraordinairement répandu. Une exception à cet égard, doit être faite pour les États de La Plata.

On n'est pas encore sûr de la façon dont le climat exerce son influence. On donne ordinairement comme causes principales de l'étiologie de cette maladie, la lumière éclatante du soleil, la chaleur, la poussière, l'air sec (Egypte, Arabie, etc.). Ce qui n'empêche pas qu'en Irlande, pays humide et rempli de brouillards, le trachome n'acquière aussi un développement extraordinaire. Il faudrait plutôt songer à l'influence de l'altitude. En Europe, les hauts pays de montagne en sont indemnes (Suisse). Dans la vallée du Nil, il est d'autant plus rare qu'on se rapproche des sources du fleuve ; d'un autre côté, il existe dans des contrées montagneuses, telles que le Caucase, par exemple, où il est très fréquent (1).

Toutes les *races* ne sont pas également prédisposées au trachome ; il faut, ainsi que je l'ai dit déjà à cet égard, faire la part des habitudes (propreté, genre de vie), et tenir compte aussi de certains états idiopathiques de quelques-unes ; ainsi, *Burnett* et *Knapp* (2), de même que les voyageurs du centre de l'Afrique, rapportent que les nègres sont réfractaires au trachome, ce qui ne peut s'expliquer que par une propriété de race.

§ 54. *Danger du trachome.* — L'épidémie de trachome, qui a régné dans les quarante premières années de ce siècle sur presque toute l'Europe, se distingua par une particulière malignité. Les formes aiguës étaient de beaucoup les plus fréquentes.

La maladie fut caractérisée par un gonflement violent des paupières, une sécrétion purulente considérable avec envahissement très rapide de la cornée ; aussi le nombre des aveugles fut-il exceptionnellement élevé. Dans les armées européennes, il y eut de 0,5 à 0,8 % de soldats complètement aveugles, et un nombre bien plus grand de cécités mono-latérales. Actuellement le nombre des cécités est beaucoup

(1) Falk, *Schmidt's Jahrbücher der gesammten Medicin*, t. CLIX, p. 290, 1873.
(2) *Bericht für die Heidelberger ophthalmologische Versammlung*, 1881, p. 38.

plus faible. La maladie est le plus souvent chronique, ce qui donne le temps d'avoir recours au médecin, dont les connaissances spéciales sont bien plus étendues aujourd'hui qu'à cette époque. *Cohn*, sur 1000 yeux aveugles, en a trouvé 17 perdus par le trachome ; *Magnus*, sur 707 cas de cécité complète, en a trouvé 2,2 $^0/_0$ imputables au trachome ; *Daumas*, sur 1178 cécités doubles, a trouvé 5,4 $^0/_0$ de trachome ; *Carreras-Arago*, sur 395 aveugles, en a trouvé 9,1 $^0/_0$.

Si l'on ne tenait compte que du nombre des aveugles, on ne pourrait avoir d'idée exacte du mal social que produit le trachome dans certains pays. Beaucoup d'individus, en effet, avant de devenir aveugles, sont incapables de travailler pendant de longues années et d'autres ne deviennent pas assez complètement aveugles pour figurer sur la statistique. On ne peut songer sans tristesse à la perte de travail occasionnée par cette maladie qui, dans un pays actif et industriel comme la Belgique, par exemple, a atteint il y a 50 ans jusqu'à un sixième de la population (*Juengken*).

§ 55. *Prophylaxie.* — On peut dire du trachome ce que nous avons déjà dit de la blennorrhée des nouveau-nés ; avec des soins appropriés, il ne devrait y avoir aucun cas de cécité par le fait de cette maladie. La tâche de la prophylaxie est double : elle consiste à éviter la propagation du mal et à instituer un traitement convenable pour les malades.

La propagation sera évitée le plus sûrement par un isolement sévère des malades. Si cette séparation n'est pas possible, du moins devra-t-on éviter tout ce qui peut amener le transport direct ou indirect de la matière infectieuse d'un individu à un autre. Tels sont : l'encombrement des habitations, l'usage commun des linges et ustensiles de toilette. L'aération doit être soigneusement établie, même si on ne croit pas à l'origine miasmatique du trachome; en outre les malades, ainsi que les personnes qui les entourent, doivent être avertis de la nature contagieuse de la maladie.

Il importerait absolument de suivre le traitement des malades jusqu'à complète guérison ; malheureusement la forme essentiellement chronique de la maladie y met trop souvent obstacle.

Voyons maintenant comment on doit réaliser ces conditions d'hygiène, dans les armées, dans les établissements publics et dans la population.

I. — ARMÉES

Dans presque tous les États où règne le trachome, des ordonnances spéciales existent pour l'armée, et nulle part elles ne sont meilleures qu'en Belgique, où le trachome sévit si fréquemment sur elle. Les points dont il faut tenir compte en instituant un tel règlement sont les suivants :

1° Avant tout, les *médecins militaires* doivent avoir une connaissance précise théorique et pratique de la maladie.

2° Doit-on *incorporer* ou non les recrues atteintes de trachome? En Belgique, on les prend lorsque la maladie n'est pas trop grave ; en Allemagne, on les refuse.

Il faut, je crois, avant de répondre à cette question, tenir compte de diverses considérations. En Belgique, par exemple, si on refusait tous les trachomateux, il y aurait beaucoup de provinces qui ne pourraient pas fournir leur contingent, et d'un autre côté beaucoup de jeunes gens préféreraient se faire inoculer le trachome, pour éviter le service militaire. Il me semble que dans de tels pays, on devrait exempter les forme graves de trachome (avec pannus, etc.), et incorporer les soldats atteints de la forme légère. Ceux-ci ne devraient pas être mêlés avec les troupes saines, mais être dirigés avec les trachomateux déjà existants. Quant aux pays où il existe peu de trachome, il me semble préférable de réformer les trachomateux, afin d'éviter l'infection de l'armée.

3° Dans les *casernes*, on doit avant tout éviter l'encombrement, fournir à chaque homme un minimum de 25 mètres cubes d'air à respirer, et avoir toujours une bonne ventilation. On attachait autrefois une très grande importance à la désinfection de la salle; cela ne paraît plus nécessaire aujourd'hui. Mais on devrait, une ou deux fois par an, faire nettoyer de fond en comble et passer à la chaux, chaque chambrée, qui resterait ainsi inhabitée pendant quelques semaines. Des fontaines à eau coulante devraient être mises en grand nombre à la disposition des soldats, et si ce n'est pas possible, il devrait y avoir, pour chacun, une terrine de lavage et tout au moins un linge personnel. Dans l'armée belge, chaque soldat porte dans sa giberne sa cuvette et son linge de toilette.

4° Une *inspection médicale* périodique des yeux des soldats est de la plus haute importance. Elle doit être faite à fond, c'est-à-dire avec retournement des paupières. Cette visite est d'autant plus aisée, que déjà elle se fait une fois par semaine, pour les maladies des organes génito-urinaires. — Dans les pays où règne le trachome, une inspection par semaine devrait être obligatoire, ainsi que cela se pratique dans l'armée belge ; dans les pays où il est rare, il suffirait qu'elle fût faite toutes les deux, trois ou quatre semaines.

En Belgique, on n'accorde de congé qu'à tout soldat exempt de trachome ; quand il rentre, il doit être de nouveau examiné.

5° *Traitement des trachomateux.* — L'isolement sévère des trachomateux d'avec les individus sains est la première condition qu'impose l'hygiène.

Mais comment le réaliser? Les cas graves, compliqués de sécrétion abondante et d'affection cornéenne, doivent être dirigés sur l'hôpital, qui doit posséder à cet effet des salles entièrement séparées de celles des autres malades. Il existait pendant longtemps en Belgique, pour les cas graves qui demandaient un traitement long, un hôpital central à Louvain, sous la direction d'Hairion, et où on gardait les trachomateux, soit jusqu'à guérison complète, soit jusqu'à ce qu'ils pussent être mêlés aux cas légers.

Ceux-ci forment la grande masse des cas qui offrent par là les plus grandes difficultés pour le traitement. Ils appartiennent aux conscrits, aussi bien qu'aux soldats qui se présentent à la visite hebdomadaire. En Belgique, il y a dans les casernes des salles spéciales pour les trachomateux, d'où ils ne peuvent pas sortir, et où ils sont soumis à un traitement médical. Ce système n'est pas sans quelques inconvénients, car le contact entre les soldats sains et les malades n'est pas ainsi complètement évité, et d'autre part, l'air pur et le mouvement si nécessaires aux trachomateux leur font complètement défaut. Il vaudrait mieux pour eux, à l'exception des cas graves, construire des baraquements spéciaux bien situés, selon le pays, ainsi que l'ont déjà conseillé *Peltzer* et *Fialkowski*, et qui pourraient aussi être occupés l'hiver.

6° *Libération du service*. — Aucun trachomateux ne devrait être renvoyé dans ses foyers avant sa guérison ; mais il faut reconnaître que la longue durée du traitement deviendrait alors, pour l'Etat, une lourde charge. Il n'en sera plus ainsi, lorsque des règlements sévères seront institués contre le trachome : pour le recrutement, seuls les cas légers seront acceptés et aussitôt mis en traitement ; d'un autre côté, l'inspection hebdomadaire fera découvrir toute nouvelle manifestation de la maladie, et de cette façon, il n'existera plus qu'exceptionnellement des cas graves et de longue durée. On pourrait songer à renvoyer ceux qui n'ont plus qu'une forme légère, et ne retenir que ceux qui ont encore une sécrétion abondante. Seulement, on ne doit pas oublier que les poussées inflammatoires sont fréquentes dans cette maladie, et qu'il arrive bien souvent qu'au bout de quelques semaines de cessation complète du traitement, pour cause de guérison apparente, la maladie recommence avec une intensité nouvelle : aucun trachomateux, avant sa guérison définitive, n'est à l'abri de ces rechutes.

Voici, selon nous, en résumé, les règles à suivre

A. — Pays infectés de trachome.

1° Le recrutement ne doit prendre que les conscrits atteints de la forme légère de trachome et les mettre aussitôt en traitement :

2° Dans les casernes, il faut au moins 25 mètres cubes d'air par homme ; les chambres doivent être bien ventilées et évacuées pendant au moins quinze jours par an et badigeonnées à la chaux ;

3° Chaque soldat doit être muni de son linge personnel et de son baquet ; là, où c'est possible, on devrait se servir pour la toilette d'eau coulante ;

4° Une inspection médicale hebdomadaire de tous les soldats est obligatoire ; elle est aussi obligatoire pour la délivrance du congé et pour la visite au retour ; toute permission doit être refusée au trachomateux ;

5° Les cas graves de trachome doivent être envoyés à l'hôpital militaire et traités dans des salles spéciales. Les cas légers doivent être isolés dans des baraquements, et si ce n'est pas possible, il faut avoir des salles spéciales pour les trachomateux dans les casernes. Le contact avec les autres doit autant que possible être évité ;

6° Aucun trachomateux ne doit être libéré avant sa guérison complète.

B. — Pour les pays qui n'ont pas de trachome.

1° Le recrutement refusera tous les trachomateux ;

2° Toutes les quatre semaines, une inspection médicale de tous les soldats réunis sera obligatoire. On y examinera aussi tous les soldats revenant de congé ;

3° Tout trachomateux sera dirigé sur l'hôpital et y sera retenu jusqu'à guérison complète ;

4° Aucun trachomateux ne doit être libéré du service avant sa guérison complète.

II. — ÉTABLISSEMENTS PUBLICS

§ 56. On doit, à cet égard, différencier les établissements à internat de ceux qui n'en ont pas. C'est dans les premiers que le trachome est principalement endémique, et c'est pendant la nuit, par les dortoirs et les lavabos communs, que la propagation du mal est particulièrement favorisée. Les établissements avec internat sont : les maisons d'enfants trouvés, les asiles pour enfants, les maisons d'éducation, les orphelinats, beaucoup d'écoles et les instituts d'aveugles. Puis viennent les maisons de correction, les hospices, les maisons militaires d'invalides, les hôpitaux, etc.

Pour ces établissements, sont applicables les principes que j'ai établis à l'égard des casernes, en admettant toutefois qu'ils puissent subir certaines modifications suivant l'aménagement et le but de l'établissement, et suivant les individus eux-mêmes. Il faut aussi tenir compte de l'état endémique ou non du trachome dans la contrée.

En résumé, voici les mesures prophylactiques qui devraient être prises à l'égard des établissements avec internat :

1° Ces établissements doivent, en général, répondre aux conditions suivantes : air en quantité suffisante dans les salles, bonne ventilation, etc. Lavage au moyen d'eau coulante ou avec une cuvette pour chaque individu. Bien entendu, chacun devra avoir sa propre serviette de toilette. Il est notoire que dans beaucoup d'établissements la propagation de la contagion se fait par le lavage et par les essuie-mains.

2° Chaque individu admis dans l'établissement doit soumettre ses yeux à l'examen médical. Si la nature de l'établissement le permet, il faut renvoyer les trachomateux, sinon, il faut agir vis-à-vis d'eux ainsi que je l'indiquerai plus loin.

3° Dans les contrées où le trachome règne à l'état endémique, des inspections médicales fréquentes devraient être instituées et au besoin elles devraient avoir lieu toutes les semaines.

L'examen porterait sur tous les habitants de l'établissement, à l'exception toutefois des employés, mais on examinerait pourtant ceux de la plus basse catégorie, tels que serviteurs, gardes, etc. Dans les contrées où le trachome est rare, on peut examiner le personnel à de plus grands intervalles. La plupart des établissements ont ordinairement leur médecin attitré, et peuvent facilement établir une pareille visite. A défaut d'un tel médecin, les autorités de l'établissement devraient être obligées de soumettre à l'examen médical chaque pensionnaire dont les yeux leur paraîtraient suspects.

4° La grande difficulté est de séparer les trachomateux des individus sains. Dans les établissements où il y a beaucoup de trachomateux, il est indiqué que l'on doit établir une séparation, afin que les gens bien portants n'aient aucun contact avec les autres. A Mons, en Belgique, lorsque le trachome s'y répandit fortement, une école infirmerie fut créée exprès pour les enfants trachomateux; ils recevaient dans cette école l'éducation nécessaire et un traitement approprié (1). On pourrait donc agir ainsi : dans chaque catégorie d'établissements, en réserver un pour les trachomateux; par exemple, l'un des orphelinats du pays serait réservé aux enfants trachomateux de tous les autres orphelinats ; cela pourrait exister aussi, pour les maisons de correction, hospices, etc., etc.

5° Dans les cas nombreux où une séparation complète des trachomateux et des individus bien portants n'est pas possible, il faut tout au moins que les cas à sécrétion soient isolés et dirigés sur l'hôpital; quant à ceux chez lesquels il y a une sécrétion médiocre ou nulle, ils peuvent, à mon point de vue, rester avec les autres pendant la journée. L'examen d'écoles allemandes a permis en effet à *Cohn*, *Manz* et à d'autres ci-dessus mentionnés, d'établir l'existence d'un nombre médiocre d'enfants trachomateux (2-4 pour 1000), qui dans ces conditions ne propagèrent pas la maladie aux autres. Le danger, selon moi, existe surtout dans les dortoirs. Il faut donc installer des dortoirs séparés pour les trachomateux et veiller à ce qu'un malade ne soit jamais introduit dans les chambres réservées aux bien portants; mais le jour, les occupations en commun pourront sans danger être permises.

6° On ne devrait permettre à aucun trachomateux de rentrer chez lui avant sa guérison, car il peut, non seulement négliger son mal, mais encore apporter le fléau à sa famille. A cet égard, le système de dispersion qui a été mis en usage pendant les épidémies de trachome doit être complètement abandonné. Mais au lieu de garder les trachomateux jusqu'à leur complète guérison dans l'établis-

(1) Dastot, *De l'ophtalmie granuleuse dans les écoles*. Mons, 1878.

sement même, il serait mieux de les envoyer dans des stations de convalescence où ils se guériraient plus vite, grâce au bon air et au mouvement.

En ce qui concerne les élèves externes, tout danger de contagion par l'école est évité si l'on éloigne de cette dernière les trachomateux ayant une abondante sécrétion. La surveillance des yeux des élèves externes et internes est un des plus importants devoirs du médecin d'école. Déjà, en ce qui concerne la myopie scolaire, j'ai eu l'occasion de formuler quelques préceptes ; voici ceux que je propose à l'égard du trachome :

a) Inspection régulière des yeux des écoliers, et d'autant plus fréquente que le trachome sera plus répandu dans la contrée. Les élèves affectés de maladies d'yeux devront éventuellement être désignés au médecin par le maître.

b) Le médecin inspecteur jugera ceux des élèves trachomateux qui peuvent être maintenus à l'école (cas légers, sans sécrétion).

c) Obligation pour tous les élèves malades de se faire traiter ; leurs parents sont responsables de l'institution d'un traitement régulier. Ceux qui se montreraient réfractaires devraient être punis, tout comme lorsqu'ils veulent dérober leurs enfants à l'instruction obligatoire dans les pays où elle existe. Le traitement de ces maladies doit être dirigé par le médecin de l'école, et lorsque les parents désirent prendre un autre médecin ou un spécialiste, on doit le leur permettre, à la condition qu'ils fournissent la preuve des soins régulièrement donnés.

d) En tout cas, c'est seulement au médecin de l'école qu'il appartient d'autoriser la rentrée.

e) Dès qu'une épidémie de trachome éclate avec violence sur une école, celle-ci doit être licenciée. Dans les pays à trachome, on devrait imiter l'exemple donné à *Mons*, où des écoles parallèles sont établies pour les trachomateux. Le médecin d'école doit régulièrement adresser un rapport sur le résultat de ses examens.

III. — POPULATION CIVILE

§ 57. La thérapeutique du trachome offre dans la population civile les plus grandes difficultés, attendu que soit par négligence, soit par éloignement du médecin, soit enfin par les exigences du travail, celle-ci se dérobe aux soins réguliers qui seraient nécessaires pour le combattre. D'un autre côté, le traitement du trachome est parfois si prolongé, que les plus patients se lassent et se rebutent. Je me bornerai donc simplement à indiquer ici les mesures prophylactiques principales qu'on peut lui opposer.

a). Obligation pour le médecin qui soigne des trachomateux de désigner à l'autorité ceux qui sont atteints de la forme sécrétante à un haut degré, afin de diminuer le danger de la propagation du mal dans la région, de même qu'il doit le faire à l'égard d'autres maladies contagieuses. Je ne doute pas qu'une telle mesure ne soit absolument réalisable. Cependant il arrivera que bien des cas observés surtout dans les classes riches échapperont à ce contrôle; mais ces cas sont bien moins importants à déclarer que ceux observés dans la classe ouvrière. A la requête du médecin traitant, le médecin d'office doit se présenter chez le malade, l'examiner ainsi que son entourage, attirer l'attention sur la gravité et la contagiosité de l'affection et prescrire le traitement et les mesures appropriées, insistant surtout sur les moyens propres à empêcher la contagion. Si le malade est logé dans une auberge ou dans un hôtel garni, ses cohabitants devront être examinés et prévenus de même. Quant au logeur, il sera tenu de fournir des ustensiles de toilette pour chaque locataire, et au besoin il devra y être forcé par les règlements de l'autorité.

b) Le traitement devra, dans la mesure du possible, être facilité par l'institution de dispensaires ainsi que je le dirai plus tard. Quant à ce qui concerne les cas qui s'accompagnent de sécrétion abondante, et qui sont particulièrement dangereux, on pourrait peut-être instituer un traitement forcé.

B. — Inflammation diphthéritique de la conjonctive.

En règle générale, la diphthérie de la conjonctive frappe les enfants au-dessous de dix ans. D'après leur origine, les cas se divisent en deux groupes. Ceux du premier proviennent d'une aggravation de l'inflammation conjonctivale. Celle-ci peut être de nature catarrhale ; en particulier, les catarrhes qui se déclarent à la suite de la rougeole et de la scarlatine prennent souvent un caractère diphthéritique ; il en est de même pour la blennorrhée aiguë des nouveau-nés, aussi bien que pour celle des adultes. Dans tous ces cas il s'agit toujours de la diphthérie disséminée. Ils sont sporadiques et de beaucoup les moins graves.

Les cas du second groupe comprennent les formes résultant de l'infection diphthéritique elle-même et affectent souvent le caractère épidémique. Ces cas sont toujours graves, en ce sens qu'ils coexistent souvent avec la diphthérie de la gorge et du larynx, de sorte que non seulement les yeux, mais la vie elle-même, sont en danger. Du reste la contagion diphthéritique n'est pas toujours étrangère aux cas du premier groupe, ce qui est prouvé par ce fait que dans les pays où la diphthérie est endémique ou bien lorsqu'il existe une épidémie diphthéritique dans une localité, les inflammations conjonctivales ont une tendance à devenir diphthéritiques.

§ 58. Les épidémies diphthéritiques furent surtout observées à la clinique de *v. Gräfe*, au printemps et en automne (1). *Emmert* (2) a relevé le maximum en janvier (vingt-quatre cas) et le minimum en août (douze cas).

Aussi bien que le trachome, la diphthérie frappe de préférence certaines contrées et en épargne d'autres. Elle règne surtout dans le nord de l'Allemagne où la diphthérie des voies respiratoires atteint son plus haut degré, tandis qu'elle est rare dans le centre et le sud de l'Allemagne. Il en est de même dans tous les autres pays de l'Europe, à l'exception toutefois de la Hollande. Je donne ci-après un court aperçu de son développement dans quelques pays. Je n'ai pris pour dresser ce tableau que des statistiques portant sur un grand nombre de malades, car, comme il s'agit d'une maladie rare, le hasard joue un trop grand rôle, quand il n'y a qu'un petit nombre d'observations.

(1) Sæmisch, *Handbuch der Augenheilk.*, t. IV, p. 106.
(2) *Congrès international de Londres*, 1881.

PAYS.	VILLES.	AUTEURS.	NOMBRE des PATIENTS.	DIPHTHÉRIE P. 1000.
	Kœnigsberg..	Jacobson	10.000	6.2
	Berlin	Hirschberg.......	21.440	2
	Berlin.......	Schœler	10.000	0.6
Allemagne ..	Dusseldorf...	Mooren	108.416	1.1
	Leipzig	Coccius.......,....	7.898	C.2
	Heidelberg. .	Becker	7.547	1.2
	Stuttgart....	Berlin	9.827	1.2
Hollande....	Utrecht.	Donders (1)......	»	2.3
Autriche....	Vienne.......	Adler...........	12.000	6.2
France......	Paris	Fieuzal.........	34.577	0.4
Angleterre ..	Londres.....	Moorfields (hôpit.)	22.130	0.2

La diphthérie, qui figure pour un chiffre si élevé (6,2) en
Autriche, y était presque inconnue il y a douze ans, aussi
bien pour les yeux que pour les voies respiratoires; c'est
vers l'année 1870 que la diphthérie commença à se propager de l'Allemagne en Autriche, et y prit la forme de
plusieurs épidémies violentes. Le rapport d'Adler porte
sur de telles années. En 1874, il en fut observé quarante-
six cas.

La diphthérie est une des plus graves maladies des yeux,
sans compter que beaucoup d'enfants succombent à la maladie générale à laquelle elle est liée.

Horner rapporte que :

Chez de Græfe,	sur 40 cas,	9 yeux
Chez Hirschberg,	sur 94 —	35 —
Chez Jacobson,	sur 22 —	5 —

furent complètement aveugles, tandis que beaucoup

(1) La statistique de Donders concerne les années 1870 à 1873 et porte
environ sur 5000 patients.

d'autres étaient très gravement endommagés. D'après la statistique générale dressée par *Cohn*, la diphthérie contribue à la production de la cécité dans 0,3 $^0/_0$ des cas, et d'après *Magnus* dans 0,356 $^0/_0$.

La *prophylaxie* contre la diphthérie exige encore plus d'attention que celle de la blennorrhée aiguë. L'infection diphthéritique se développe même sans transport direct de la matière sécrétée; aussi lorsqu'un cas de diphthérie éclate chez un enfant dans une famille, les autres doivent-ils être éloignés, et ne doit-il rester auprès du malade que le personnel indispensable. Pour les pauvres, c'est incontestablement l'hôpital qui est désigné; on devrait pouvoir y faire entrer d'urgence les personnes atteintes de diphthérie, ou en général de toute maladie contagieuse, dès que les soins à domicile sont insuffisants. L'isolement s'impose pour éviter la propagation d'un lit à un autre, ainsi que *Adler* l'a observé dans une épidémie. Les médecins et le personnel de garde devront éviter avec soin le transport de la sécrétion dans les yeux. Une bonne aération de la chambre des malades est nécessaire. Les médecins assistants et onze gardes qui étaient dans les salles de diphthéritiques dans un hôpital de Vienne furent à la fois frappés, quoique non gravement, d'une inflammation de la conjonctive qui disparut assez vite sans laisser de traces.

Lorsqu'un œil est déjà pris, le second doit absolument être mis à l'abri de la contagion par un bandeau occlusif bien appliqué. Dans un cas, *Alfred Gräfe* réussit à enrayer la marche de l'inflammation déjà forte, par le badigeonnage du sac conjonctival avec 1 $^0/_0$ d'acide phénique et l'occlusion de l'œil avec un pansement phéniqué.

SIXIÈME SECTION

INFLUENCE DU MÉTIER SUR LES MALADIES DES YEUX.

§ 59. Les maladies qui ont le métier pour cause occasionnelle sont ou non d'origine traumatique. Parmi celles-ci il faut avant tout ranger la myopie. La *myopie* est surtout la maladie des professions qui nécessitent l'instruction, mais certains métiers mettent aussi les yeux en danger de devenir myopes, par suite de l'application précise et prolongée de la vision rapprochée. *Cohn*, qui a examiné, à Breslau, un grand nombre d'artisans au point de vue de la myopie, a trouvé :

Parmi les horlogers.......... 9.7 $^0/_0$ de myopes.
— bijoutiers.......... 12 —
— lithographes....... 45 —
— typographes .... 51 —

Emmert a trouvé un chiffre un peu plus élevé chez les horlogers. Dans quatre écoles d'horlogerie en Suisse, il y avait 14 $^0/_0$ de myopes (1). *Mottais* (2), sur *quatre-vingt-dix-sept* compositeurs typographes, releva *cinquante et un* myopes. Mais il n'y a pas que ces métiers qui prédisposent à la myopie, il faut y ajouter les tailleurs, les couturières, les cordonniers, et un grand nombre d'autres encore.

(1) Nagel's *Jahresbericht*, 1877, p. 368.
(2) *Hygiène de la vue chez les typographes*, Paris, 1883.

Tscherning (1) a examiné 7523 personnes qu'il a partagées en six classes, suivant l'effort que le métier exige des yeux. Le nombre des myopes s'élevait de 2 $^0/_0$ dans la plus basse, jusqu'à 32 $^0/_0$ dans la plus haute classe.

Il résulte clairement, surtout des recherches de *Cohn*, que les horlogers et les bijoutiers sont peu atteints de myopie. *Cohn* explique ce fait par l'usage qu'ils font de la loupe, laquelle repose à la fois l'accommodation et la convergence. C'est une preuve que des artisans, pour se mettre à l'abri de la myopie, doivent faire un usage habituel de la loupe, lorsqu'ils travaillent des objets délicats.

Un bon éclairage est naturellement de la plus haute importance dans les ateliers, et là-dessus je renvoie à ce que j'ai déjà dit pour l'éclairage des écoles. La lumière doit être en quantité nécessaire et bien dirigée. L'éclairage des grandes fabriques est mieux organisé que dans la plupart des écoles. Les fabriques nouvellement construites sont pour la plupart pourvues de nombreuses fenêtres, ou bien elles sont éclairées d'en haut. Quant à l'éclairage artificiel, c'est l'électricité qui est adoptée dans beaucoup d'usines. Les fabriques anciennes, principalement les ateliers d'imprimerie, se trouvent trop souvent dans des locaux obscurs, aussi la myopie règne-t-elle parmi les compositeurs. Encore moins bien, sous ce rapport, sont installés les ouvriers travaillant chez eux. De bons logements d'ouvriers avec un bon éclairage manquent encore. Je reviendrai plus bas sur ce point.

Parmi les maladies professionnelles non traumatiques je

(1) *Gräfe's Archiv*, vol. XXIX, 1re part., p. 201.

citerai encore l'intoxication saturnine, dont j'ai déjà parlé, ainsi qu'une foule d'affections des paupières, de la conjonctive, le nystagmus des mineurs, etc., qui n'offrent pas grand danger pour la vue et ne doivent pas trouver place ici.

Les *abcès de la cornée* (kératite à hypopyon, *ulcus serpens*) occupent une place intermédiaire entre les maladies spontanées et les maladies traumatiques. Dans la plupart des cas, une toute petite blessure est l'occasion du développement d'un abcès par le concours d'autres facteurs, dont le principal est la présence dans le sac conjonctival de germes infectieux (conjonctivite, dacryocystite), ainsi qu'une grande chaleur. En été, les abcès de la cornée sont beaucoup plus fréquents; *Emmert* (1) a constaté en août le maximum (411 cas) et en décembre le minimum (191). Ceci explique la fréquence de l'abcès chez les moissonneurs, qui travaillent pendant les jours les plus brûlants de l'année et sont exposés à recevoir des barbes d'épis de blé dans les yeux.

L'abcès de la cornée est loin d'être une maladie rare. D'après la statistique des maladies des yeux dressée par *Hirschberg* (2), elle en représente 0,5 $^0/_0$. Il s'observe plus fréquemment sur les paysans que sur les gens des villes.

Martin (3) a trouvé parmi les premiers 67 $^0/_0$ et parmi les derniers seulement 8 à 10 $^0/_0$ d'yeux perdus par abcès de la cornée. Pour s'expliquer ce chiffre élevé d'abcès dans la population rurale, il faut tenir compte des causes nombreuses de blessure, de la fréquence du catarrhe conjonctival chronique, et enfin de la négligence apportée au début de

(1) Congrès médical international de Londres, 1881.
(2) *Beiträge zur praktischen Augenheilkunde*, 1878, p. 102.
(3) Association française, etc., à La Rochelle, 1882.

la maladie. Ici encore plus que dans d'autres maladies, une intervention prompte et énergique est couronnée de succès. La proportion d'yeux perdus par cette cause diminuera à mesure que la population des campagnes sera plus éclairée et que le secours médical sera plus facile à réaliser.

La véritable prophylaxie des abcès de la cornée réside dans le traitement du catarrhe chronique de la conjonctive et de la blennorrhée du sac lacrymal, car généralement les blessures accidentelles qui se compliquent d'abcès ne peuvent guère être évitées.

§ 60. Les *blessures* de l'œil sont une cause très fréquente de cécité. *Fieuzal* (1), sur les trois cents aveugles qui composent l'hospice des Quinze-Vingts, a noté la cécité traumatique dans la proportion de 9,8 $^o/_o$, qui concorde avec celle de la plupart des auteurs. *Magnus*, dans sa table de la cécité, attribue à la cécité traumatique 8,5 $^o/_o$. En Autriche, elle est, sur le nombre des aveugles, de 7,9 $^o/_o$ (c'est-à-dire environ 1 sur 20,000 habitants).

Les cécités traumatiques monolatérales atteignent un chiffre beaucoup plus grand. Elles s'élèvent, d'après *Cohn*, à 24,2 $^o/_o$; encore ces malheureux sont-ils souvent sous le coup de la perte du second œil, par inflammation sympathique.

La cécité peut être la conséquence d'une blessure directe des deux yeux en même temps, ou l'un après l'autre, ou bien de la perte du second œil, par ophthalmie sympathique. La première catégorie représente 4 $^o/_o$ et la dernière 4,5 $^o/_o$, d'après *Magnus*, sur l'ensemble des cécités.

____

(1) *Quatrième congrès d'hygiène de Genève*, t. I, p. 218.

Les blessures résultent, soit du métier (hommes), soit du hasard et de la légèreté (femmes, enfants), ou bien elles sont faites par d'autres, par malveillance. Celles qui attaquent en même temps les deux yeux, et qui arrivent pendant l'exercice du métier, sont les explosions de poudre, les brûlures par la chaux, par coup de fusil, etc. D'après *Magnus*, les 4/5 de tous les cas, où les deux yeux sont blessés à la fois, sont dus au métier.

Relativement aux dangers, les divers métiers présentent des différences notables. *Coccius* (1) a dressé pour les années 1868-69 la statistique suivante sur les blessures des yeux qu'il a observées :

Serruriers	156
Artisans	67
Maçons	43
Forgerons, maréchaux	23
Constructeurs de machines	22
Meuniers	18
Charpentiers	14
Casseurs de pierre	8
Tourneurs de métal	6

Ces chiffres sont trop peu nombreux pour permettre de tirer une conclusion définitive; cependant, ils donnent une idée juste du danger que courent les serruriers. Il y manque deux catégories considérables cependant : les blessures de la guerre et les accidents de mines, qui méritent aussi une mention, parmi les blessures professionnelles. Ces dernières sont extraordinairement fréquentes dans les bassins houillers.

(1) Cité par Magnus, p. 197.

On doit faire entrer en ligne de compte, parmi les blessures professionnelles, la légèreté et l'inexpérience, ce qui explique le grand nombre de blessures des enfants dans les fabriques. Ceci résulte de la petite table suivante, dressée par *Layet* relativement à la fréquence des blessures, en général, chez les ouvriers aux diverses périodes de la vie.

```
Sur 100 blessures, les enfants au-dessous de 15 ans figurent pour   41
      —              —        de 15 à 25 ans, pour............  36.4
      —              —        de 25 à 40    —    ............  13.1
      —              —        de 40 à 60    —    ............   9.5
                                                               ──────
                                                               100.0
```

On comprend aisément que les enfants fournissent un gros contingent aux blessures par imprudence, et souvent les parents en sont les auteurs involontaires en laissant dans leurs mains des jouets dangereux tels que des fusils à capsules, etc. *Seidelmann* (1), sur 233 cas de cécité, en a relevé 40, qui étaient attribuables à des accidents causés par des jouets d'enfants.

• Considérons maintenant les diverses sortes de blessures :

a) Brûlures. — Il ne s'agit pas seulement ici de projection sur l'œil d'objets brûlants ou de la flamme elle-même, mais aussi de caustiques tels que la chaux, les acides, etc. Parmi ces derniers, la chaux et le ciment figurent à un très haut degré. Dans la liste de *Coccius*, les maçons comptent pour 12 %.

b) Blessures par corps étrangers. — Ceux-ci forment la majorité, soit à l'état de parcelles métalliques, soit à l'état de flammèches et se fixent, la plupart du temps, dans la

____

(1) *Étiologie et prophylaxie de la cécité.* Dissertat. inaug. Breslau, 1876.

cornée des forgerons ou autres ouvriers qui travaillent le métal. Ordinairement aussitôt après l'accident, un des camarades du blessé cherche à lui enlever plus ou moins adroitement le corps étranger. Nous ne voyons par conséquent, dans nos cliniques, qu'une faible partie des ouvriers blessés. A côté des éclats métalliques, les parcelles de pierre figurent pour une très grande part, dans les blessures superficielles, chez les tailleurs de pierre, les rémouleurs, les meuniers, etc. Chez les ouvriers qui piquent la pierre avec l'acier, on trouve souvent un éclat de celui-ci fixé dans la cornée, à la place d'un éclat de pierre qu'on s'attendait à y rencontrer.

Lorsque les fragments sont un peu plus gros, et qu'ils sont projetés avec plus de force, ils pénètrent dans l'intérieur de l'œil en perforant les membranes, et s'y fixent. De tels yeux sont à peu près toujours perdus et exposent leur congénère au développement ultérieur de l'ophthalmie sympathique.

Les blessures par corps étrangers s'observent principalement chez les ouvriers qui travaillent le métal ; elles figurent, dans la table de Coccius, sur un ensemble de 357 blessures (légères ou graves), pour 207 (58 $^o/_o$). Sur 783 blessures graves des yeux, observées à la clinique de Münich, 183 (soit 23 $^o/_o$) concernaient des ouvriers travaillant le fer, et 127 (soit 16 $^o/_o$) portaient sur des tailleurs de pierre.

Les recherches de *Cohn* sont des plus intéressantes ; il rapporte que sur 1,283 ouvriers en métal, répartis dans six fabriques, il constata que chacun d'eux était blessé à l'œil deux ou trois fois par an. A peu près la moitié des blessés (633) étaient obligés d'avoir recours au médecin ; 36 de ceux-là, c'est-à-dire 2,8 $^o/_o$, perdirent en partie leur force visuelle, et 16 (1,2 $^o/_o$) un œil complètement. — Si on examine avec soin la cornée d'un ouvrier qui se présente pour un corps étranger, on reconnaîtra souvent qu'il existe jusqu'à 10 ou 12 petits points parsemés dans la cornée, et tous résultant de corps étrangers. Il faut bien peu de chose pour que les membranes, cornée ou sclérotique, soient traversées par le corps étranger, et on voit tout de suite la gravité d'une pareille blessure.

c) Blessure par *explosion*. — Elles se produisent pour la plupart à la suite d'une explosion de poudre dans les mines, et se caractérisent par la combinaison de brûlure avec présence de corps étrangers (poudre, sable, charbon, pierre, etc.).

Les blessures résultant de grains de poudre sont, en général, beaucoup plus dangereuses que celles qui résultent de la pénétration de simples corps étrangers, non seulement à cause de leur plus grande intensité, mais aussi et surtout parce qu'elles frappent les deux yeux à la fois. De même que les blessures par corps étrangers s'observent surtout dans les contrées métallurgiques, les blessures par explosion s'observent le plus souvent dans les mines de charbon. *Layet* rapporte qu'à Liége, sur 106 ouvriers devenus aveugles par blessure, de 1832 à 1838, 60 l'étaient devenus à la suite d'explosion de mines de charbon. On s'explique facilement ce triste résultat, lorsqu'on voit l'incroyable légèreté avec laquelle les ouvriers travaillent dans la mine.

Les blessures par matières explosibles se produisent encore dans les usines où on les fabrique, dans les feux d'artifice et à la chasse, etc. Elles frappent en très grand nombre les enfants qui jouent avec des capsules explosibles, des pétards, etc. *Boissonneau*, le fabricant d'yeux artificiels, bien connu à Paris, sur 3,984 personnes qui s'étaient adressées à lui pour un œil artificiel, en a trouvé 939 qui avaient perdu l'œil dans leur enfance ; 343 à la suite de coups de fusil ou d'explosion de capsule. Mais il n'y a pas que les jouets explosibles qui soient dangereux (1) ; les sarbacanes et les arbalètes, dont les traits viennent atteindre les yeux des enfants, entrent aussi pour une large part dans les causes de la cécité.

d) Blessure par *coups, chocs et piqûres*. — Celles-ci résultent pour la plupart d'un hasard qu'on ne peut pas éviter, et ne sont pas, comme celles par corps étrangers, attribuables à certains métiers. Dans la campagne, il arrive souvent que les vaches donnent des coups de corne ou des coups de queue aux personnes qui veulent les traire ou aux enfants qui les conduisent.

e) *Blessures de guerre*. — Le tableau suivant de *Reich* (2) donne la proportion des traumatismes de l'œil, par rapport au chiffre des blessés.

(1) J'ai signalé à la Société d'hygiène de Paris l'emploi du jouet vendu sous le nom d'*hirondelle* comme un des plus dangereux. J'ai vu en moins de deux mois, au moment de la vogue de ce jouet, trois enfants qui en étaient devenus victimes. — Perforation de la cornée, hernie de l'iris, cataracte, etc. (*Revue d'hygiène et de police sanitaire,* 3ᵉ année, 1881.) (Note du traducteur.)

(2) Zehender, *Klinische Monatsblätter*, 1879, p. 98. — La différence si notable qui existe pour la guerre d'Arménie résulte de ce que la statistique de Reich concerne toutes les blessures, même les plus légères, tandis qu'il n'en est pas ainsi dans les deux autres,

GUERRES.	TOTAL DES BLESSÉS.	TRAUMATISME DES YEUX.	P. 1000.
Guerre de la sécession(Amérique).	408.072	1190	2.9
— franco-allemande........	75.321	464	6.1
— d'Arménie (1877-1878)....	13.091	290	22.1

On ne s'occupe pas dans cette table du chiffre des yeux perdus, mais seulement des yeux blessés.

Quant à la cécité causée par les blessures de guerre, *Cohn* (1) a établi la statistique suivante : guerre austro-italienne (1859), sur 55 cas de coups de feu sur les yeux, il y eut 19 cécités doubles ; dans la guerre de Crimée (1854), il y en eut 45, et dans la campagne indo-anglaise il y en eut 13.

La moitié environ des aveugles par blessure perdent le second œil, non par blessure directe, mais par ophthalmie sympathique. Celle-ci se produit presque exclusivement après la blessure d'un œil, et reste suspendue comme une menace perpétuelle sur la tête du blessé, surtout lorsque l'œil perdu s'est ratatiné en un moignon. Si on ne peut rien pour prévenir le premier traumatisme, il n'en est pas ainsi pour l'ophthalmie sympathique ; et cependant, on reproche souvent au médecin de n'avoir pas prévenu assez tôt le patient, alors que c'est ce dernier qui le plus souvent en est vraiment responsable, soit parce qu'il a recherché trop tard le secours médical, soit parce qu'il s'était refusé à l'opération qu'on lui avait proposée.

(1) *Schussverletzungen des Auges*, Erlangen, 1872.

La cécité arrive aussi, par suite de blessures de la boîte crânienne, dans la proportion de 0,27 °/₀ de tous les cas de cécité. La manière dont les blessures crâniennes conduisent à la cécité est très variable. Dans beaucoup de cas, *Berlin* (1) a montré l'existence de fractures d'os, surtout dans le canal optique, qui produisent des compressions ou des déchirures du nerf optique.

§ 61. *Prophylaxie des blessures.* — Une blessure causée par le hasard ou la méchanceté ne peut naturellement pas être l'objet de mesures prophylactiques, pas plus que les blessures de guerre ; une prophylaxie n'est possible que contre les blessures professionnelles et elle devrait comprendre les points suivants :

1° Dans les fabriques de matières explosibles, dans les magasins qui les renferment, dans les boutiques où on les vend, un règlement sévère devrait être établi, pour limiter, dans la mesure du possible, le danger de l'explosion (défense de fumer, mesures de précaution à l'égard de l'éclairage, etc.).

· 2° Il est bien difficile de s'opposer à l'éparpillement dans l'air des particules de pierre ou de métal que les ouvriers travaillent. Aussi devraient-ils constamment, dans ces professions, protéger leurs yeux à l'aide de *lunettes* assez grandes pour les garantir de face et de côté. A cause de la fragilité du verre, on les a fabriqués en fil d'archal excessivement fin, ou même en mica (*Cohn*). Toutes les lunettes ont l'inconvénient de se salir ou de se rouiller, de telle sorte que les ouvriers ne continuent plus à en faire usage. C'est pour

____

(1) *Versammlung der ophth. Gesellschaft zu Heidelberg*, 1880.

cette raison que les ouvriers se refusent à peu d'exceptions près (tailleurs de pierre) à en porter. Pendant quelque temps je donnais une paire de lunettes protectrices à tout ouvrier qui venait à ma clinique pour l'extraction d'un corps étranger ; mais j'ai pu m'assurer que ces ouvriers ne s'en servaient pas, même ceux qui avaient déjà perdu un œil et que l'expérience aurait dû rendre plus raisonnables.

Lors donc que les ouvriers ne sont pas par eux-mêmes assez prudents pour se protéger avec des lunettes, il faut les y forcer ; l'État, qui intervient à l'égard de certaines matières dangereuses, peut au même titre intervenir dans ce cas, et si pendant quelque temps l'obligation de porter des lunettes est imposée, les ouvriers s'y accoutumeront, comme ils ont fait déjà pour les appareils respiratoires en usage dans certaines fabriques, etc. Les moyens de forcer les ouvriers à porter des lunettes protectrices sont les suivants :

a) Toutes les fois que le port de lunettes sera indiqué, le Gouvernement devra, par ordonnance spéciale, exiger des patrons, sous peine d'amende, qu'ils en fassent porter à leurs ouvriers.

b) Les compagnies d'assurance auxquelles ces ouvriers s'adressent directement, ou sont assurés par les patrons, ne devraient accepter aucun ouvrier qui se soustrairait au port des lunettes, quand celles-ci sont reconnues indispensables.

Il serait à désirer que le patron fût tenu à certaines obligations pécuniaires, en faveur des ouvriers blessés pendant leur travail, car alors il serait de l'intérêt même du patron de les protéger. *Magnus* fait observer judicieusement qu'aucun patron ne devrait employer un ouvrier déjà privé d'un œil, dans les métiers reconnus dangereux pour les yeux. Quant à certains métiers, tels que ceux de pudleur, marteleur, lamineur de fer, dans lesquels le visage entier est exposé, *Layet* conseille de le revêtir d'un masque en fil d'archal à mailles serrées.

3° A l'égard des jouets d'enfants, la vente des plus dangereux devrait être interdite au même titre que celle qui concerne les jouets peints avec des couleurs nuisibles. A cette catégorie appartiennent, avant tout, ceux qui peuvent éclater, comme les capsules de fusils, les pétards, et ensuite viennent les flèches et les sarbacanes, etc.

4° Dans beaucoup de cas de blessures graves, l'œil peut être sauvé, lorsque le secours médical est institué à temps. L'emploi de l'électro-aimant a, dans ces derniers temps, rendu de grands services pour l'extraction de certains corps étrangers. D'un autre côté souvent des blessures légères peuvent conduire l'œil à sa perte, si elles sont négligées. La meilleure manière de prévenir l'ophthalmie sympathique consiste à combattre l'inflammation de l'œil atteint, et à lui conserver autant que possible sa force visuelle. Il est donc de la plus grande importance que l'ouvrier blessé consulte tout de suite le médecin, et suive un traitement approprié. Dans les fabriques importantes, un médecin est, en général, attaché à la fabrique même; dans celles où il n'y en a pas, l'ouvrier doit aller à sa recherche souvent assez loin; dans l'un ou dans l'autre cas, l'ouvrier, dans la crainte de perdre son salaire, s'abstient d'aller le consulter en temps utile. En outre, si sa blessure exige un long traitement, sa famille ne recevra plus le salaire quotidien, et sera exposée à tomber dans la misère.

L'indemnisation des ouvriers, dans des circonstances pareilles, est organisée de différentes façons dans les localités diverses. Dans les grands établissements, l'ouvrier malade pendant un certain temps touche une fraction (d'habitude la moitié) de son salaire. Dans d'autres cas, c'est d'une association de secours dont il fait partie, qu'il reçoit une indemnité; mais souvent aussi, ni l'une ni l'autre de ces conditions ne se trouvent réalisées. Les petits patrons cessent généralement de payer les ouvriers depuis le jour de leur accident. C'est pourquoi très souvent ces derniers ne vont demander de secours médical que lorsqu'ils ne peuvent plus s'en passer et que le mal s'est aggravé, faute de soins, de façon à compromettre la vision. Dans tout cela il y a un véritable mal social, qui serait amoindri si chaque ouvrier faisait volontairement partie d'une société de secours mutuels, mais qui par ce moyen ne saurait être complètement écarté. Aussi me semble-t-il que la législation devrait intervenir soit en établissant des assurances obligatoires contre les accidents, soit en soumettant les patrons à certaines obligations envers les ouvriers blessés, comme cela existe déjà dans plusieurs pays.

Il existe pour l'*ophthalmie sympathique* une prophylaxie plus efficace que pour la plupart des autres maladies. L'énucléation de l'œil blessé, pendant que l'autre œil est encore entièrement sain, donne une presque absolue sécurité. Il est en effet extraordinairement rare que l'ophthalmie sympathique se développe après l'énucléation. Je n'ai trouvé dans toute la littérature, à ce sujet, que quatorze cas (1)

(1) Ils sont de Snell, Critchett, Nettleship, Müller, Colsmann, Pagenstecher, Schmidt, Burdenell-Carter, Frost et Steinheim.

dans lesquels l'ophthalmie sympathique se développa du deuxième au trente-cinquième jour qui suivit l'énucléation, et se termina par la guérison, sauf dans deux cas. Elle affecta donc une forme particulièrement bénigne, grâce à l'énucléation, dont l'influence bienfaisante se fit ainsi manifestement sentir.

L'énucléation est une opération relativement facile, que tout praticien peut entreprendre ; elle est en tout cas bien préférable à la névrotomie optico-ciliaire, qui, quelque bien conduite qu'elle soit, n'est pas de nature à donner une complète sécurité, ainsi que le prouvent certains cas publiés (1). L'énucléation est indiquée toutes les fois que l'œil blessé est atteint de cécité, ou qu'il doit l'être fatalement dans un temps plus ou moins prochain, et que la possibilité d'une ophthalmie sympathique ultérieure est à craindre. C'est donc à tort qu'on reproche aux Anglais d'être trop partisans de l'énucléation, attendu qu'il vaut incontestablement mieux enlever un œil frappé de cécité, que de laisser se produire, en le conservant, une ophthalmie sympathique, qu'on aurait pu éviter. Malheureusement l'idée de l'énucléation excite encore trop fréquemment la résistance du malade ; aussi est-il important que les médecins amènent le public à se familiariser avec elle.

(1) Leber, Poncet.

SEPTIÈME SECTION

INFLUENCE DES CONDITIONS SOCIALES SUR LES MALADIES DES YEUX.

§ 62. Les maladies des yeux sont, comme bien d'autres, sous la dépendance de la misère. Il n'y a point de statistique établie pour séparer à cet égard les pauvres des riches ; mais il suffit de jeter un regard sur les cliniques oculaires des grandes villes, pour se convaincre de la justesse de cette assertion. Les statistiques d'aveugles nous démontrent que le nombre des aveugles est d'autant plus grand que la population est elle-même plus pauvre et plus ignorante. *Sormani* (1) releva un nombre inattendu d'aveugles, dans les provinces du sud de l'Italie, parmi lesquelles on comptait 70 $^{0}/_{0}$ de conscrits qui ne savaient encore ni lire, ni écrire. Il en est de même pour l'Espagne et la Finlande.

Ce fait est surtout frappant en Prusse, où se trouvent en général 8,3 d'aveugles sur 10,000 habitants, chiffre qui, dans certaines provinces, s'élève même à 9 et 10, tandis que Berlin, à cet égard, possède le chiffre le moins élevé, c'est-à-dire 6,6 d'aveugles sur 10,000 habitants, malgré la présence d'un Institut d'aveugles, qui attire non seulement les aveugles de la ville, mais encore ceux du pays.

Je résume en quelques points les principales conditions

(1) *Geografia nosologica dell' Italia*. Roma, 1881.

sociales qui exercent une influence sur la santé des yeux, ne pouvant, à cause même du cadre de ce travail, m'étendre sur ces questions cependant si importantes d'économie nationale.

1° Les *degrés d'éducation du peuple* ont une grande influence sur le traitement opportun des maladies des yeux. L'ignorant néglige entièrement son mal, ou bien il en cherche la guérison dans l'emploi de remèdes dits de bonne femme ou donnés par les charlatans. A cela s'ajoute chez beaucoup d'ignorants une telle appréhension des opérations, qu'ils aiment souvent mieux s'exposer à rester aveugles que de se soumettre même à la plus légère. Dans les classes éclairées, il n'en est pas ainsi. Avec les progrès de l'éducation générale, le nombre des maladies des yeux augmente d'après les statistiques, mais le nombre des aveugles diminue. L'augmentation du nombre des ophthalmies n'est qu'apparent, et tient à ce que les malades fréquentent davantage les cliniques. La diminution du nombre des aveugles est prouvée par les résultats suivants :

En Angleterre, sur un million d'habitants, il y eut :

en 1851	1020 aveugles.
en 1861	964 —
en 1871	951 —
en 1881	869 —

En Prusse, le nombre des aveugles de 1871 à 1880 s'est amoindri de 1,3 $^o/_o$, tandis qu'en même temps la population s'augmentait de 10,6 $^o/_o$. Il en est de même pour quelques autres pays.

Je n'hésite pas à attribuer ces résultats à l'amélioration de l'instruction populaire.

2° La *propreté*, dont l'influence se fait sentir d'une façon si incontestable dans la propagation des maladies contagieuses, trachome ou conjonctivites catarrhales ou scrofuleuses, par exemple, est liée étroitement avec l'instruction générale.

3° La *nourriture* du peuple s'améliorant avec son bien-être, le nombre des enfants scrofuleux diminue d'une manière notable ; il en sera de même pour l'irido-choroïdite chronique, qui sévit principalement sur les individus âgés et mal nourris, comme cela s'observe chez les pauvres tisserands de la Silésie (*v. Arlt*).

4° En ce qui concerne le *travail*, je ne parlerai ici que du travail des enfants dans les fabriques. Outre qu'il est de nature à enrayer le développement du corps et de l'esprit de l'enfant, il faut remarquer que les enfants sont beaucoup plus exposés aux blessures de toutes sortes que les adultes (voir page 159). Des lois spéciales ont été édictées, qui fixent le nombre des heures de travail ainsi que l'âge d'admission ; ce dernier varie de 10 à 14. En Suisse c'est 14 ans ; en Allemagne, en France, en Hollande, en Suède et en Norwège 12 ; en Hongrie, 12 et même 10 ; en Autriche et en Danemark, 10 ; en Angleterre, 10 et même 8. — De 13 à 18 ans, la journée de travail ne devrait pas être de plus de huit heures. Quant au travail de nuit et à certaines occupations malsaines, on ne devrait jamais y employer des enfants mineurs.

5° L'*habitation* exerce la plus grande influence sur la santé : combien d'enfants, d'abord bien portants, ont été atteints de maladies scrofuleuses, surtout des yeux, par le fait d'une habitation humide? La fumée et l'air vicié engendrent la conjonctivite ; l'encombrement favorise la propagation du trachome ; des chambres ou des ateliers mal éclairés provoquent la myopie. Les exigences de l'homme à l'égard de son habitation croissent avec le degré de son bien-être et de son instruction. La question des logements est entrée dans la voie du progrès dans ces derniers temps. Sous ce rapport nous pouvons mentionner l'exposition des conditions hygiéniques concernant l'habitation, l'établissement de mesures nécessaires pour la police des logements, la construction de maisons ouvrières, etc.

§ 63. 6° La question de l'*éclairage* est d'une importance capitale. Il va sans dire que la lumière du jour est préférable au meilleur éclairage artificiel ; et pourtant combien d'ateliers sont encore placés dans des sous-sols ; combien de bureaux et de magasins, même dans les grandes villes, ne reçoivent leur éclairage que d'un nombre insuffisant de fenêtres donnant sur une petite cour, si bien que les employés sont obligés de recourir, en plein jour, à la lumière artificielle. Il en est de même dans beaucoup de boutiques et de petits ateliers. La première condition est donc de recevoir une lumière du jour bonne et bien distribuée comme nous avons dit ci-dessus, § 14 (*Éclairage des écoles*).

Quant à l'éclairage artificiel, nous exigeons une clarté abondante et une juste distribution de la lumière. Voici du reste les points particulièrement importants :

a. *Clarté.* — Nous devons réclamer, à cet égard, les mêmes exigences que pour l'éclairage de jour des salles d'écoles. On peut, avec *Cohn* (1), considérer comme normal un éclairage permettant à un œil sain de lire commodément à

(1) Dixième congrès du *Verein fuer œffentliche Gesundheitspflege*. Berlin, 1883, p. 91.

un demi-mètre les plus fins caractères (*Snellen*, n° 0, 5), ce qui équivaut environ à un éclairage de douze bougies normales. Il n'y a pas à craindre qu'un éclairage artificiel soit trop fort, pourvu toutefois que la source de lumière ne frappe pas les yeux.

Une clarté suffisante peut être obtenue à l'aide des méthodes d'éclairage aujourd'hui en usage ; les considérations suivantes permettront d'établir la supériorité de l'une ou de l'autre, selon les cas.

b. *Éblouissement.* — Nous avons déjà fait remarquer que la lumière artificielle ne provoque l'éblouissement, que si la source qui la produit vient faire son image sur la rétine. Les lumières nombreuses des salles de spectacle sont de nature à éblouir l'œil et à le fatiguer. L'éblouissement le plus intense résulte de la lumière électrique lorsqu'elle frappe les yeux directement. *Nodier* (1), *Rockliff* (2) et *Emrys John* (3) ont relaté des observations de conjonctivite intense, toutefois sans suites fâcheuses pour la vision. Dans tous ces cas il s'agissait de personnes qui avaient été éblouies parce que, se trouvant dans un proche voisinage des lumières électriques, elles avaient négligé de garantir leurs yeux par des verres fumés (4). J'ai moi-même, à

(1) Sur une ophthalmie causée par la lumière électrique. Thèse de Paris, 1881.

(2) *The Ophthalmic Rewiew*, septembre 1882.

(3) *Ibid.*, avril 1783.

(4) *Revue d'hygiène*, III⁰ année, 1881, p. 954. — J'ai recommandé l'emploi des verres jaunes d'oxyde de chrome et gris enfumé (teinte des verres du XIII⁰ siècle) pour affronter, sans le moindre inconvénient, la lumière électrique et même la lumière du soleil quand elle est intense.

La théorie fait pressentir ce résultat, puisqu'elle démontre que le

Vienne, observé le cas suivant : un cordonnier, après avoir longtemps, dans un cirque, fixé la lumière électrique placée au plafond, fut atteint d'un scotome central, qu'aucun traitement ne put faire disparaître. Ce cas est analogue à ceux qu'on a observés à la suite d'un éblouissement par la lumière du soleil (fixation du soleil pendant les éclipses) (*Sulzer, Haab, Haltenhoff, Deutschmann*, etc.).

Pour éviter l'éblouissement, on peut atténuer la source lumineuse par un globe mat, etc. Ces dispositions amènent une grande perte de lumière : pour les globes opaques, la perte est de 33 à 60 $^\circ/_0$ (*Hartley*). Pour de très fortés sources de lumière, telles que les lampes électriques à arc, l'atténuation résultant de l'emploi d'un verre mat n'est pas toujours suffisante, et le mieux est de dérober tout à fait au regard la source lumineuse. Cela peut se faire non seulement pour l'électricité (École industrielle de Liège), mais aussi pour le gaz (Salle du Reichstag, à Berlin).

c. *Régularité de la source lumineuse.* — La flamme ne

verre jaune arrête les rayons violets et ultra-violets ; mais il y a mieux : depuis la découverte du D^r van Genderen-Stort, chef de clinique du professeur Snellen, sur la physiologie des cônes et bâtonnets de la rétine, l'explication de cette propriété des verres jaunes nous semble des plus satisfaisantes. Sous l'influence de l'exposition d'un œil à la lumière, les cônes rétiniens sont animés d'un véritable mouvement de translation, tandis qu'ils ne se déplacent nullement lorsque l'œil est plongé dans l'obscurité. Or, ainsi qu'il résulte des intéressantes recherches du Dr Stort, les cônes n'éprouvent aucun déplacement lorsque l'œil est exposé à la lumière jaune ; cela nous semble donner la démonstration de l'action vraiment calmante des verres jaunes, quand il s'agit d'affronter une lumière vive, pour des yeux normaux et à plus forte raison pour les personnes atteintes d'hyperesthésie rétinienne. (Note du traducteur.) — *Bulletin de la clinique des Quinze-Vingts*, n° 3, 2° année.

doit pas vaciller, sous peine de fatiguer la vue. Les lampes à huile et à pétrole ont une flamme uniforme. Il n'en est pas ainsi du gaz brûlant à l'air libre et surtout des becs à papillon, qui doivent être complètement proscrits de l'éclairage pour le travail ; celui-ci exige l'emploi de becs ronds, munis de cylindres de verre ou de mica. Lorsque malgré ces précautions la flamme vacille encore, cela tient aux conduits de distribution. La lumière électrique est aussi sujette à des vacillations auxquelles on peut remédier absolument, ainsi que l'ont démontré les expositions d'hygiène de Berlin et de Londres.

d. *Couleur de la lumière.* — La lumière artificielle contient plus de rayons à grande longueur d'onde que la lumière solaire, c'est-à-dire qu'elle tire sur le jaunâtre. Il en est de même de la lumière électrique, qui, comparée à la lumière du gaz, paraît bleuâtre, tandis qu'elle paraît jaune pâle si on la compare à la lumière du jour (*Krüss, Meyer*). Pour ces différentes sortes de lumière, considérées au point de vue de la quantité des rayons lumineux de différentes longueurs d'onde, *O. E. Meyer* donne les chiffres suivants :

SORTE D'ÉCLAIRAGE.	ROUGE.	VERT.	BLEU.	VIOLET.
Lumière électrique............	2	1	0.8	1
Pétrole.....................	3	0.6	0.2	0.1
Gaz.......................	4	0.4	0.2	0.1

La lumière du gaz est donc plus jaune que la lumière du pétrole, et celle-ci plus jaune que la lumière électrique. Pour diminuer les rayons rouges et jaunes, on peut faire usage d'un cylindre de verre de couleur bleue, ainsi qu'on a souvent l'habitude de le faire pour l'éclairage au gaz.

e. *Dégagement de chaleur.* — Toute flamme, on le sait, ne renferme pas seulement des rayons lumineux, mais aussi des rayons calorifiques dans une proportion plus élevée. La production de la chaleur est un des inconvénients de nos sources de lumière. Elle est appréciable de deux façons, par l'échauffement de l'air ambiant d'une part, et d'autre part aussi par la chaleur rayonnante qui tombe directement sur la tête et les yeux. Un travail prolongé auprès d'une source ardente de lumière provoque une sensation de brûlure et de sécheresse dans les yeux ainsi que des douleurs de tête. Nous avons à cet égard les données de *Fischer*, *Erismann* et *Cohn*. Fischer (1) a théoriquement établi les unités de chaleur produites par la combustion d'une substance déterminée. Les quantités qui lui servent de base sont celles qui doivent être brûlées pour produire pendant une heure l'éclat de cent bougies.

Lumière électrique par l'arc.	57—158	unités de chaleur.	
Lumière électrique par incandescence..............	290-536	—	—
Pétrole....................	3.360	—	—
Gaz......................	4.860	—	—
Huile d'œillette.	6.800	—	—

Erismann (2) a mesuré la température de l'air de la chambre dans laquelle il a fait ses expériences sur l'éclairage, et trouvé que, pour un éclairage identique, la température s'élevait beaucoup plus pour l'huile et le gaz

(1) *Zehnte Versammlung*, etc., p. 76.
(2) *Zeitschrift für Biologie*, XII, p. 349.

que pour le pétrole. Cohn (1) a fait de semblables expériences avec la lampe Edison et la lumière du gaz, à l'aide d'un thermomètre de précision placé à 10 centimètres de distance de la source lumineuse (représentant chaque fois la force de 20 bougies normales).

Le rapport entre la chaleur rayonnante de la lumière électrique et celle du gaz fut de 1 à 2. Les mêmes résultats furent obtenus à l'aide d'une pile thermo-électrique.

La lumière du gaz produit donc deux fois autant de chaleur que la lampe électrique à incandescence. — De tous ces essais il résulte que la plus grande somme de chaleur est produite par la lumière du gaz, la plus petite par la lumière électrique et que le pétrole doit être placé entre les deux. Le pouvoir calorifique de la lumière du gaz se fait particulièrement sentir pour les ouvriers qui, comme les horlogers, sont, par la nature de leur travail, forcés de se tenir au voisinage de la source lumineuse.

Pour échapper à l'action des rayons calorifiques de la lumière du gaz, la lampe doit être placée à 1 mètre de distance de la tête. Il en est de même dans les écoles. Quand on a besoin d'avoir la source lumineuse très près, on doit donner la préférence à la lumière électrique par incandescence, ou, à son défaut, à celle du pétrole. C'est la lampe de Schuster et Bär, dite *normale hygiénique,* qui doit être conseillée ; elle est à deux cylindres permettant le renouvellement de l'air, ce qui diminue d'un degré environ le rayonnement (*Cohn, Fischer*).

f. La *direction* des rayons lumineux doit autant que possible venir d'en haut, de devant et de gauche ; cependant,

(1) *Zehnte Versammlung,* etc.

12

pour certain genre de travail, la lecture par exemple, surtout pour les myopes, la lumière venant de côté et un peu par derrière sera préférable ; de cette façon, on évitera l'accès direct des rayons lumineux et calorifiques dans les yeux.

Quant au mode d'éclairage auquel on doit donner la préférence, il faut, pour résoudre cette question, faire entrer en ligne de compte certaines conditions, telles que le prix de l'éclairage et la viciation de l'air, par les gaz de combustion, éléments qui ne concernent pas directement la vision.

g. La *viciation de l'air* par les produits de la combustion varie selon que celle-ci se fait ou non d'une manière complète. Dans le premier cas c'est l'acide carbonique et l'eau, tandis qu'au contraire, avec une combustion incomplète, ce sont l'oxyde de carbone et des carbures d'hydrogène qui se dégagent. Ces derniers sont d'autant plus abondants que l'alimentation de la flamme (par le combustible et l'air dans la proportion requise) est moins bien réglée.

La flamme alors fume et donne une odeur désagréable. Dans une flamme régulière, les produits incomplètement brûlés ne sont plus qu'à l'état de traces (*Fischer*).

La table suivante donne les résultats de quelques recherches au point de vue de l'acide carbonique (1) :

DÉGAGEMENT D'ACIDE CARBONIQUE.	ERISMANN.	ZOCH.	FISCHER.
Pétrole........................	1	1	1
Gaz............................	1.9	1.2	1
Huile	1.4	0.8	2.3

(1) La quantité d'acide carbonique dégagé par la combustion du pétrole a été prise comme unité.

Erismann est arrivé à ses résultats théoriquement, tandis que ceux de *Zoch* (1) et de *Fischer* ont été obtenus expérimentalement.

Erismann établit que les produits incomplètement brûlés respectivement pour le pétrole, le gaz et l'huile, sont dans la proportion de 1 : 4 : 4.

La lumière électrique ne produit aucune viciation de l'air, et après elle à cet égard on doit ranger le pétrole.

h. *Frais d'éclairage.* — Ceux-ci varient naturellement avec le matériel de combustion adopté. Pour la lumière électrique, on ne peut pas encore établir de chiffre précis ; les données de *Fischer* et *Erismann* n'ont elles-mêmes qu'un caractère approximatif. J'ai dressé la table suivante, en prenant pour unité le prix du pétrole, pour une quantité donnée de lumière.

SORTE D'ÉCLAIRAGE.	FISCHER.	ERISMANN.
Arc électrique..........................	1 à 2.4	»
Lumière électrique incandescente....	3	»
Gaz....................................	3	2.3
Huile..................................	13.4	2 6
Paraffine (stéarine)...................	58	11
Pétrole................................	1	1

Bien qu'il y ait certaines différences notables entre les deux auteurs ci-dessus, il n'en est pas moins acquis : 1° que la bougie est trop chère pour être employée comme source

(1) *Zeitschrift für Biologie*, t. III, p. 117.

d'éclairage en grand; 2° que le pétrole, au contraire, se recommande par son bon marché.

En résumé, au point de vue hygiénique, c'est la lumière électrique qui doit avoir la préférence, et on doit s'attacher, d'une part, à rendre sa lumière uniforme et, d'autre part, à dérober aux yeux la source lumineuse, surtout lorsqu'elle est très intense.

L'air n'est jamais par elle ni vicié ni chauffé d'une manière appréciable; l'éclairage en est si amélioré, que la force visuelle s'élève de un cinquième à un demi par rapport à l'éclairage au gaz et que l'acuité visuelle pour les couleurs peut atteindre une proportion double et même quadruple (Cohn). Là où la lumière électrique a été appliquée sur une grande échelle, il n'y a pas eu de plaintes formulées contre elle, au point de vue de la fatigue des yeux. (*Javal, Poncet* (*de Cluny*), *Cohn.*) Je peux, d'après mon expérience personnelle, à l'école de Liége, affirmer son innocuité.

Le pétrole se recommande par son bon marché, par le peu de coloration jaune de sa flamme, par le peu de chaleur qu'elle développe et par la faible quantité de produits de combustion qu'elle dégage. L'huile minérale permet aux ménages les plus pauvres de se procurer un éclairage satisfaisant; il n'y a qu'à surveiller la régularité de la flamme, pour l'empêcher de se carboniser et parer ainsi au seul désavantage qu'elle offre. Ce dernier est pourtant assez sérieux, puisqu'il s'oppose à l'emploi du pétrole pour l'éclairage en grand. ·

Le gaz présente l'avantage d'être d'un emploi très facile; ses inconvénients sont, avant tout, le fort développement de

chaleur, ensuite la viciation de l'air, et son prix relativement élevé (1).

(1) Nous ferons quelques remarques au sujet des foyers électriques
à arc. C'est l'éclairage le plus économique si l'on compte les dépenses
par unité de lumière. Malheureusement sa divisibilité n'est pas encore
réalisée : l'intensité lumineuse d'un foyer à arc ne peut descendre au-
dessous d'une certaine limite (20 carcels environ), sans que la régularité de la lumière soit atteinte. Chaque foyer absorbant un travail
considérable revient assez cher. Ce mode d'éclairage n'est donc appli-
cable qu'aux grands espaces : aux places publiques, aux rues, à certaines usines. L'arc électrique dégage très peu de chaleur en comparaison de la quantité de lumière qu'il fournit. Un foyer électrique
d'une intensité lumineuse égale à 20 becs de gaz dégage autant de
chaleur qu'un seul de ces becs. Mais l'arc électrique présente au point
de vue de l'hygiène un inconvénient, qui, je crois, n'a pas encore été
signalé : brûlant dans l'air, surtout dans une enceinte presque close,
il produit de l'acide hypoazotique, gaz délétère par lui-même, et qui
se transforme facilement en acide azotique sous l'action de la vapeur
d'eau. Il suffit de sentir l'atmosphère d'un de ces globes plus ou moins
opaques, dont on couvre les foyers électriques, pour se convaincre de
la présence de ce gaz. Il se produit même en quantité très notable ;
pour en donner une idée, nous pourrions citer l'exemple d'une usine
où, dans une pièce assez vaste, il y avait 14 foyers électriques à arc.
En hiver les fenêtres de la pièce étaient fermées, et au bout de
trois heures d'éclairage, l'air de la pièce n'était plus respirable, et
les ouvriers étaient obligés d'ouvrir les fenêtres.

(Note du traducteur.)

HUITIÈME SECTION

§ 64. 1. *Climat.* — On sait que la cécité est plus fréquente en général dans les pays chauds que dans les pays tempérés ou froids. *Zeune* et après lui *Carreras-Arago* ont essayé d'établir une sorte de loi de diminution de la cécité, à mesure qu'on avance du sud au nord ; mais si, d'après *Carreras-Arago*, sur 10,000 habitants de l'Espagne il y a 11,09 d'aveugles, en Italie 10,15, en France 8,36, en Allemagne 8,79, en Norwège 13,63 ; il y a en Finlande 22,45, en Suède 8,05 ; on ne peut donc pas établir une loi définitive.

Les contrées maritimes semblent posséder un plus grand nombre d'aveugles que les autres, et principalement que les pays de montagne ; *Sormani* a trouvé beaucoup d'aveugles sur les bords de la mer, en Italie et particulièrement en Sicile. *Dumont* (Paris) a fait les mêmes remarques en ce qui concerne les pays maritimes ; en Belgique les contrées maritimes fournissent 9,67 sur 10,000, les provinces montagneuses du sud 5,0 et 5,16. En Suisse, il n'y a que 7,61 aveugles sur le même nombre, tandis que les contrées montagneuses de la Norwège en présentent 13,63.

Quelles sont les particularités du climat qui exercent une influence à l'égard de la cécité ? C'est encore une question non résolue. Dans les pays tropicaux, on l'attribue à la lumière éclatante du soleil, à la poussière et à l'air sec (nord de l'Afrique), et pour les contrées maritimes, à l'humidité de l'air. Le trachome, qui plus que toutes les maladies, en dehors de la diphthérie, présente un développement géographique irrégulier, règne endémiquement aussi bien dans les pays brûlants et secs, tels que l'Égypte et l'Arabie, que dans les pays humides et froids, comme la Belgique et l'Irlande.

L'influence des saisons sur certaines maladies telles que le catarrhe, l'héméralopie, etc., est de tous points incontestable ; mais pour les autres maladies plus graves, c'est un point encore douteux. Quant aux abcès de la cornée, il est établi que les saisons les plus chaudes en favorisent le développement.

2. *Races.* — J'ai déjà, dans le chapitre du *trachome*, à propos de l'influence des races sur les maladies, dit qu'il fallait observer une grande réserve. Le degré d'éducation et la manière de vivre d'un peuple sont plus à considérer que la race ; chez ceux qui sont peu ou point civilisés, la malpropreté facilite l'extension rapide des maladies contagieuses, et les maladies graves des yeux amènent souvent la cécité faute d'un traitement.

A titre de propriété de races bien établie, je mentionnerai seulement la fréquence du glaucome parmi les juifs. *Rydel* (1), à la clinique du professeur v. Arlt, a trouvé près de 23 % de juifs parmi les glaucomateux, pendant que pour le chiffre général des autres maladies, les juifs fournis-

____

(1) *Bericht über die Wiener Augenklinik,* v. Arlt, 1867.

saient seulement 11 1/2 %. D'après mes propres recherches dans la même clinique, ces observations ont trait surtout au glaucome inflammatoire. *Wagner* d'Odessa (1),
sur 20,000 malades des yeux, moitié chrétiens et moitié
juifs, a relevé 255 cas de glaucome chez ces derniers et
155 seulement chez les chrétiens. — Quant à l'immunité
prétendue des nègres pour le trachome, dont *Swan Burnett
et Knapp* ont parlé, cela mérite une plus ample informa-
tion ; les nègres qui vivent sur la côte occidentale d'Afrique,
paraissent être très exposés au trachome.

(1) *Græfe's Archiv*, t. XXIX, 2 Abth., p. 283.

NEUVIÈME SECTION

TRAITEMENT DES MALADIES DES YEUX

§ 65. Dans les chapitres précédents, nous avons dit que beaucoup de maladies graves des yeux pouvaient avoir une terminaison favorable, grâce à l'institution d'un traitement opportun ; c'est l'absence de traitement, ou le mauvais traitement, qu'on doit accuser, chez les peuples peu civilisés, de la production du chiffre élevé de la cécité qui les frappe. Pour combattre efficacement la cécité, il faut avant tout que les malades atteints de maladies d'yeux aient la possibilité de recourir aux soins du médecin ; pour cela il faut beaucoup de médecins ayant acquis les connaissances nécessaires, et il faut aussi que le public les appelle en temps utile. Nous avons vu que le nombre des aveugles diminue à mesure que le degré d'éducation augmente. Un malade éclairé, affecté d'une maladie d'yeux, ne met pas de retard dans la recherche du médecin et va le consulter quand il est encore temps ; il ne s'expose pas non plus autant que l'ignorant à tomber dans les mains d'un charlatan. Dans beaucoup de pays, on a édicté des lois particulières à l'égard de ces derniers, mais il faut avouer que le charlatanisme n'en est guère atteint. Aussi les a-t-on supprimées en Allemagne, et se contente-t-on de rendre responsables ceux qui, par un traitement défectueux, ont causé un dommage. Le véritable remède au charlatanisme réside dans l'instruction du peuple.

L'éducation du peuple est jusqu'à présent, malheureusement, complètement négligée au point de vue de l'hygiène, et cependant personne ne niera que celle-ci ne soit d'une grande importance pour la santé. Il n'y a même pas dans toutes les universités une chaire d'hygiène, ce qui explique le peu d'expansion des connaissances de cette partie si importante de la médecine.

L'Angleterre a, par ses sociétés, imprimé un mouvement des plus louables ; et nous devons avant tout citer : *the national Association for the promotion of social science, the Ladies sanitary association*, et tout récemment *the Society for the prevention of blindness*. Elles se sont toutes efforcées d'éclairer le public par des écrits populaires sur l'hygiène. Dans l'Amérique du Nord, on a cherché par des almanachs vendus à bas prix, à vulgariser les notions d'hygiène. En Italie, *Corradi* rapporte que de semblables brochures sont répandues (*Almanacco igienico di Mantegazza*). En France, dans les écoles primaires, normales, d'agriculture (1), dans les lycées, on a institué un enseignement régulier de l'hygiène. Il serait à désirer que les autres pays suivissent cet exemple.

Indépendamment de ces notions d'hygiène, le peuple devrait être éclairé sur le danger de certaines maladies graves des yeux, telles que la blennorrhée des nouveaunés, le trachome, la myopie scolaire, les blessures, et qu'on

____

(1) On enseigne également l'hygiène dans les écoles normales de Belgique et d'Angleterre. Castella et Roth, *Quatrième congrès internat. d'hyg.*, t. II.

pourrait lui faire connaître, à l'aide de brochures populaires. Des oculistes de grande réputation, *Beer, Adams,
v. Arlt*, etc., n'ont pas dédaigné de signer de semblables
notices. J'ai déjà eu occasion de mentionner les écrits publiés par *Roth* sous les auspices de la Société anglaise pour
la prévention de la cécité. Le livre si important de *Cohn* sur
le même sujet ne s'adresse pas seulement aux médecins,
mais aussi aux maîtres d'école.

§ 66. En ce qui concerne les *médecins*, il faut d'abord
qu'ils soient partout en nombre suffisant, et de plus qu'ils
aient des connaissances suffisantes en oculistique. Or il y a
des contrées qui n'en sont pas suffisamment pourvues, tandis
qu'il est des centres de population dans lesquels ils sont
plutôt trop nombreux. Cette répartition inégale, qui tire son
origine de considérations de clientèle, ne saurait être prévenue. Mais l'État a le devoir d'envoyer des médecins dans
les contrées où il y a pénurie ; il devrait fixer un traitement à ceux qui vont s'établir dans des contrées pauvres,
afin de leur assurer l'existence ; ce serait le seul moyen
d'en faire venir dans les pays peu habités. En Norwège et
en Suède, l'État a déjà réalisé ces conditions pour le plus
grand bien du peuple.

Le second point touche les connaissances spéciales des
praticiens ; il n'est pas d'oculiste qui n'ait à déplorer les
inconvénients de l'état de choses actuel.

On devrait exiger, sous ce rapport, que tout praticien fût
en état de diagnostiquer et de traiter les maladies oculaires de peu de gravité, afin d'éviter ainsi au patient de
faire des voyages parfois coûteux pour se rendre chez un
oculiste. Dans les maladies graves aiguës, ils devraient

aussi être à même de donner les premiers soins. Pour ce qui concerne les examens ophthalmoscopiques, les vices de réfraction et à plus forte raison les grandes opérations, il ne faut pas exiger d'eux qu'ils s'en chargent. Nous traiterons ce sujet au chapitre de l'éducation clinique.

Pour former un médecin praticien au point de vue de l'oculistique, il est nécessaire d'avoir dans les universités un enseignement clinique bien organisé des maladies des yeux et d'instituer des examens sur cette branche de la médecine.

En 1870 une réunion de professeurs d'oculistique tenue à Stuttgart formula les conditions suivantes :

1° Tout médecin praticien doit posséder en oculistique des connaissances aussi étendues que celles qu'on exige de lui pour les autres branches de la médecine.

2° Toute université doit fournir les moyens d'instruction relatifs à l'oculistique.

3° Il doit y avoir dans toute université un professeur chargé d'enseigner l'ophthalmologie, lequel doit être lui-même médecin oculiste.

4° Le professeur d'oculistique doit être sur le même pied hiérarchique que ses collègues.

5° Il devrait y avoir toujours une clinique et une poli-clinique publiques, pour les maladies des yeux, possédant les collections et les instruments nécessaires.

6° La fréquentation des cliniques ophthalmologique, doit être aussi obligatoire que l'est la fréquentation des autres cliniques.

7° Les examens médicaux doivent comprendre des épreuves pratiques et théoriques sur les maladies des yeux.

8° Un spécialiste pour les maladies des yeux doit présider à ces épreuves.

Le temps d'études d'oculistique doit être au minimum de six heures par semaine, pendant un semestre, ou bien de quatre heures par semaine, pendant une année entière. Ce dernier mode devrait être appliqué aux élèves qui suivent les cliniques dans lesquelles un grand matériel ne se trouve pas rassemblé. L'éducation doit être surtout pratique : elle comprendra le diagnostic et certaines manipulations courantes, telles que le retournement et la cautérisation des paupières, l'extraction de corps étrangers, le cathétérisme des voies lacrymales, etc. Les élèves devront surtout être mis au courant des diverses maladies inflammatoires oculaires, non seulement des parties externes (conjonctive et cornée), mais encore des membranes profondes. Combien d'iritis, d'iridocyclites sont prises pour de simples catarrhes et traitées par le nitrate d'argent! Combien aussi de glaucomes inflammatoires sont traités malheureusement par l'atropine! Il est aussi de la plus haute importance d'initier les élèves au traitement des blessures.

Les étudiants doivent en outre être excercés au maniement de l'ophthalmoscope, de façon à diagnostiquer sûrement les cas faciles (par exemple à ne pas confondre, ainsi que cela a trop souvent lieu, un glaucome simple avec une cataracte).

Ils devraient aussi suivre un cours de médecine opératoire sur le cadavre, alors même que la plupart ne devraient pas ultérieurement se livrer à des opérations. Les exercices opératoires donnent à celui qui les fait une dextérité manuelle et une douceur dans les mouvements qui est absolument nécessaire pour de petites manipulations et des opérations, telles qu'extraction de corps étrangers, etc. Plus tard, comme médecins praticiens, ils auront souvent l'occasion de décider si une opération est nécessaire ou non, et s'ils doivent envoyer leur malade à un spécialiste. Dans cette éventualité, il faut que non seulement ils connaissent les indications opératoires, mais encore qu'ils en apprennent la technique.

Relativement aux anomalies de la réfraction, on doit, je pense, se borner à leur enseigner les points importants, sans exiger d'eux qu'ils en acquièrent des connaissances détaillées; car je me suis convaincu, en faisant des cours sur ce sujet pendant plusieurs années, qu'ils s'assimilent toujours très difficilement ces connaissances. C'est seulement après de très nombreux examens de malades et d'assez longues études, que les plus capables des auditeurs parviennent à pouvoir déterminer l'état de la réfraction ; mais la majorité n'y arrive pas même après tous ces efforts. En raison des difficultés qui entourent ces recherches, et du long temps que les étudiants seraient obligés d'y consacrer, je pense qu'il y a mieux à faire pour eux et qu'ils devront porter de préférence leur attention sur d'autres chapitres importants de l'oculistique ; d'autant plus qu'il arrivera rarement à un jeune praticien de faire l'acquisition d'une boîte de lunettes.

Voyons maintenant en détail comment les États européens se préoccupent de l'éducation spéciale, en oculistique, des étudiants en médecine.

Le premier rang, à cet égard, appartient à l'*Autriche*. Marie-Thérèse déjà, en l'année 1776, avait nommé *Barth*, professeur ordinaire d'anatomie et d'ophthalmologie, à

Vienne. Plus tard, en 1813, on créa une chaire spéciale d'ophthalmologie à laquelle fut jointe une clinique dans l'hôpital général, et *Beer* fut nommé professeur extraordinaire de cette chaire. Il fut réellement le premier professeur d'ophthalmologie. Jusqu'alors l'ophthalmologie n'avait eu pour la représenter que des chirurgiens, parfois même des anatomistes, des physiologistes ou des professeurs de clinique interne. Il en est encore ainsi aujourd'hui dans divers pays. En 1819, *Beer* fut nommé professeur ordinaire, et à partir de ce moment l'ophthalmologie fut introduite dans les examens comme matière obligatoire (1). Toutes les universités autrichiennes qui possèdent une faculté médicale, c'est-à-dire Vienne, Prague, Graz, Innsbruck, Cracovie, Pesth et Klausenburg, ont des professeurs ordinaires pour l'ophthalmologie. Les étudiants sont obligés d'assister aux cours au moins pendant un semestre. On leur donne chaque jour une heure de clinique et une heure aussi de leçon publique. L'heure du cours est généralement choisie de façon que les étudiants assistent en même temps au traitement des maladies à la policlinique.

L'examen sur les maladies des yeux forme une partie essentielle de la troisième épreuve. Il consiste en une épreuve théorique et pratique (toutes les deux orales). Celle-ci concerne un cas clinique et se termine par une opération sur le cadavre.

En *Allemagne*, la première clinique pour les maladies des yeux fut ouverte à Leipzig, en 1828. Puis vinrent celles de Wurzbourg en 1840, de Göttingue en 1847, de

(1) Voir *Billroth*, Ueber das Lehren und Lernen an den Universitäten der deutschen Nation. 1876. Vienne.

Münich en 1859, de Halle en 1864, de Heidelberg et de Berlin en 1865, etc. Au début, les professeurs étaient tenus de traiter, en dehors des maladies des yeux, d'autres branches des sciences médicales. Enfin depuis qu'on fonda, en 1881, à Iéna une chaire propre d'ophthalmologie, toutes les universités en sont pourvues. Les professeurs d'ophthalmologie sont, en général, des professeurs ordinaires. Le temps consacré aux études ophthalmologiques varie avec les universités. C'est, en moyenne, trois ou quatre fois par semaine (minimum deux heures, maximum six heures) et pendant deux semestres consécutifs, que la clinique doit être suivie; de plus, dans quelques universités, on exige trois à six heures par semaine de présence à la policlinique. Les leçons théoriques prennent jusqu'à cinq heures par semaine et durent un semestre. Pendant le second semestre, on fait des leçons sur des chapitres choisis de l'ophthalmologie qui ne sont pas obligatoires. Cet enseignement est complété par les opérations, les maniements de l'ophthalmoscope, et des cours sur les anomalies de la réfraction, etc.

L'ophthalmologie fait, depuis 1869, partie constituante de l'examen d'État.

La Suisse possède dans chacune de ses universités une clinique ophthalmologique. Celle de *Berne* est même une des plus anciennes (1834), et dans les universités de la Suisse allemande les titulaires ont rang de professeurs ordinaires. La clinique doit être suivie pendant trois à six heures par semaine, et, comme en Allemagne, des cours spéciaux et des leçons théoriques sont donnés. A *Genève*, ce sont des agrégés qui sont chargés du cours des maladies des yeux.

La clinique se fait deux fois par semaine durant toute
l'année ; à cela s'ajoutent des leçons théoriques et des exercices ophthalmoscopiques.

Les examens pour le doctorat varient avec les universités. L'examen d'État qui délivre le droit d'exercice dans
les cantons du concordat comprend, obligatoirement, une
épreuve sur l'ophthalmologie.

En France, d'après une loi du 14 août 1862, les cours
ci-dessus désignés furent institués, à titre de cours cliniques
complémentaires, et furent confiés à des professeurs agrégés
ou à des chirurgiens des hôpitaux. A Paris, ce n'est qu'en
1879 qu'un professeur d'ophthalmologie fut nommé. L'état
actuel, à cet égard, est le suivant : des trois universités d'É-
tat, *Paris*, *Nancy* et *Montpellier*, les deux premières seulement ont des cours d'ophthalmologie ; à *Lille*, il y en a
aussi à la faculté libre. En outre, les facultés mixtes et les
écoles préparatoires donnent aussi un enseignement médical, et parmi celles-là, *Marseille*, *Bordeaux*, *Lille*, *Lyon*,
Tours et *Nantes* ont des cours et un enseignement clinique des maladies des yeux ; le reste, *Alger*, *Besançon*,
Caen, *Clermont*, *Dijon*, *Arras*, *Amiens*, *Grenoble*, *Poitiers*,
Limoges, *Rennes*, *Angers* et *Toulouse*, en sont encore
privés (1).

Le temps consacré à l'ophthalmologie est, dans tous ces
établissements, peu considérable. A Paris, pour l'année
scolaire 1883-84, il n'y a pas eu de cours théorique an-
noncé, il n'y a eu qu'un cours clinique (*Progrès médical*, 1883, n° 45). A Bordeaux, pendant le semestre d'hi-

______

(1) *Annuaire des cours de l'enseignement supérieur*, Paris, 1883.

ver 1881-82, il y eut des cours pendant trois heures par semaine.

La fréquentation des cliniques oculaires n'est pas exigée et les maladies des yeux ne sont pas obligatoires, comme matière d'examen pour le doctorat.

En *Belgique*, dans toutes les universités, il existe depuis très peu de temps des cliniques oculistiques et des cours d'ophthalmologie ; à *Liège*, *Gand*, *Louvain*, les cours et cliniques se font pendant trois heures par semaine, et à *Bruxelles* pendant une heure et demie, toute l'année. La fréquentation de ces cours, bien qu'elle ne soit pas exigée par la loi, n'en existe pas moins de fait, par suite de l'obligation de répondre aux examens sur des questions d'oculistique. La loi actuelle met au programme des examens la *pathologie chirurgicale, y compris l'ophthalmologie*, et c'est un oculiste et non un chirurgien qui est chargé de faire passer l'examen. Une loi actuellement en préparation rendra les maladies des yeux indépendantes de la pathologie chirurgicale.

En *Hollande (à Utrecht, Leyde, Amsterdam, Groningue)*, des chaires spéciales existent actuellement pour l'opththalmologie et les examens de doctorat, aussi bien que les examens d'État, renferment obligatoirement ces matières d'examen.

Dans la *Grande-Bretagne* et en Irlande, l'organisation des différentes écoles de médecine est extrêmement variable ; des services ophthalmologiques existent dans tous les grands hôpitaux, mais des leçons régulières sur l'ophthalmologie n'y sont pas généralement données. L'examinateur pour la chirurgie a le droit de poser au candidat une question sur l'ophthalmologie. Ce n'est qu'exceptionnellement (par exemple à *Dublin*) que l'ophthalmologie fait partie de l'examen confié à un professeur spécial.

En mars 1879, les oculistes anglais adressèrent une pétition au Conseil général d'instruction médicale, dans laquelle ils insistent sur ce fait que l'étude de l'ophthalmologie est très négligée en Angleterre. Ils demandèrent que l'instruction sur l'ophthalmologie fût déclarée obligatoire; mais cette pétition resta sans effet (1).

En Danemark, il y a, à l'université de Copenhague, un professeur pour l'ophthalmologie avec une clinique pour les maladies des yeux; néanmoins le temps consacré à l'ophthalmologie est très court et cette partie de la médecine ne constitue point une matière à part aux examens du doctorat.

En *Italie*, toutes les universités ont des chaires spéciales pour l'ophthalmologie. L'étude de l'oculistique est obligatoire, et tout étudiant est tenu de la suivre pendant deux semestres. Il doit être examiné théoriquement et pratiquement; à l'examen pratique, de petites opérations doivent être faites.

En *Norwège* et en *Russie*, il existe des cliniques oculistiques dirigées par un professeur spécial. L'ophthalmologie y est comprise dans les examens.

Il en est de même en *Suède*, bien que la clinique oculistique soit, avec la clinique chirurgicale, réunie dans une seule et même main.

A l'école médicale de *Constantinople*, des leçons théoriques ont lieu sur l'ophthalmologie.

____

(1) Hirschberg, *Centralblatt*, 1880, p. 28.

A *Athènes*, il y a une clinique oculistique, et l'ophthalmologie y fait partie des examens de doctorat.

Il résulte de cet aperçu général, que l'instruction ophthalmologique laisse encore beaucoup à désirer. L'Autriche, à
cet égard, peut servir de modèle, car l'ophthalmologie y occupe, sous tous les rapports, la place qui lui est due. Dans
toutes les universités, il y a une clinique pour les maladies
des yeux, ayant à sa tête un professeur ordinaire. La présence à la clinique et aux cours est obligatoire ; cet enseignement occupe dix heures par semaine, pendant un
semestre. De plus, il existe un cours d'opérations, qui est
indirectement obligatoire, par ce fait que la connaissance
pratique des opérations y est demandée à l'examen.

L'ophthalmologie y est examinée théoriquement et pratiquement, et une opération sur les yeux doit être faite par
le candidat. Toutes les exigences formulées plus haut, au
sujet de l'instruction ophthalmologique, sont complètement
satisfaites.

Dans la plupart des pays où l'on ne consacre que peu
de temps à l'ophthalmologie, l'examen est d'autant moins
rigoureux. Deux grands États comme la France et l'An-
.gleterre sont, à l'égard de l'ophthalmologie, fort en retard.
En France le plus grand nombre des institutions médicales (14 sur 22) n'offrent pas aux élèves l'occasion d'étudier
l'ophthalmologie, parce qu'il n'y existe aucune clinique
pour les yeux, avec professeur spécial pour ces maladies.

Dans les huit qui restent, deux universités et six écoles de
médecine, il existe, il est vrai, des cliniques ophthalmologiques, mais le temps qu'on y passe n'est en aucune sorte suffisant (par exemple, à Tours, on y va le dimanche, soit une

fois par semaine). Ce n'est que depuis 1879 qu'il existe dans une faculté telle que celle de Paris un professeur d'ophthalmologie. En Angleterre enfin, il n'existe aucun enseignement régulier de cette science. Les universités de Londres et d'Édimbourg se sont élevées contre la demande qui leur était faite d'exiger des candidats des connaissances spéciales en ophthalmologie. Il y a donc beaucoup à faire encore, avant que la première et la plus importante des conditions soit remplie, à l'égard de la prévention de la cécité, c'est-à-dire avant qu'on ait réalisé, parmi les médecins praticiens, la diffusion des connaissances en matière d'oculistique.

§ 67. *Dispensaires pour les maladies des yeux.* — Tous les cas difficiles de maladies des yeux devraient donc être confiés à des spécialistes. Je désigne par cas difficiles les anomalies de la réfraction, ainsi que beaucoup de maladies du fond de l'œil, et surtout celles qui nécessitent une opération, ne pouvant être traitées que par un praticien habile et exercé. La nature de la plupart des maladies des yeux est telle, qu'elle permet aux patients de faire un voyage pour aller consulter. Il suffit donc qu'il existe dans les villes des dispensaires oculaires dirigés par des spécialistes. Ces dispensaires devraient être établis en raison de la population de la ville et de son territoire environnant (cantons, provinces, etc.). En Allemagne, il ne manque certes pas d'oculistes, mais leur répartition est souvent fort irrégulière. Pendant que, dans des villes moyennes ou même des petites villes, il existe plus d'oculistes qu'il n'en faudrait, d'autres endroits n'en possèdent pas un seul. Dans les autres pays on manque d'oculistes, qui en général ne se trouvent que dans les grandes villes. Pour citer quelques exemples de mon pays, je rappellerai que dans la province de Moravie il n'y a même pas encore un oculiste dans son chef-lieu, à Brünn, bien que cette province ait 404 lieues carrées géographiques et environ 2 millions d'habitants. Dans la Haute-Autriche (218 lieues, et 800,000 habitants), dans la province de Salzbourg (408 lieues, et 1 million d'habitants), il se trouve seulement, depuis peu d'années, des dispensaires oculaires qui sont tous très fréquentés, ce qui prouve combien ils étaient nécessaires.

Il appartient à l'État, aux provinces ou aux communes de remédier à ces inconvénients, en appelant un oculiste dans les localités où son établissement est utile ; et ce n'est pas seulement le nombre des habitants qui doit entrer en ligne de compte, mais aussi la considération de la fréquence des maladies d'yeux (trachome) dans la contrée et de la densité de la population. Il ne faudrait pas exposer les habitants de localités moins peuplées à aller trop loin consulter l'oculiste. Si l'État s'occupait de désigner un oculiste, il devrait lui offrir certains avantages pour lui venir en aide au début de sa pratique, et il pourrait exiger de lui en retour certains devoirs. Je vais essayer de dire comment je conçois cette organisation.

Si l'utilité d'un dispensaire d'oculistique est reconnue, dans le chef-lieu d'un canton ou d'une province, et si personne ne se présente volontairement, l'autorité devrait créer à celui qu'elle désignerait les avantages suivants :

1° Le médecin aurait le droit de qualifier l'établissement officiel qu'il dirigerait de dispensaire *provincial, départe-*

mental, etc. Le public aurait d'autant plus de confiance dans le directeur de cette clinique que l'autorité lui donnerait une espèce d'investiture.

2° L'autorité prendrait le soin d'annoncer dans tout le pays l'existence de cet établissement, par voie administrative, sauvegardant ainsi la dignité du médecin.

3° L'autorité devrait faciliter au médecin l'organisation du dispensaire, soit en lui allouant une subvention pour l'achat du mobilier et des instruments, soit en lui fournissant le local ou le personnel de service et de garde. Il faudrait en outre laisser à la disposition de l'oculiste une somme qui permettrait de donner aux indigents, sans rétribution, les médicaments, lunettes, etc.

4° Quelques lits devraient, dans l'hôpital de la ville, être mis à la disposition de l'oculiste pour y recevoir certains malades à demeure. Si cela n'est pas possible, l'autorité devrait installer dans ce but quelques lits dans un local convenable.

5° Dans certains cas, il serait nécessaire de donner à l'oculiste un traitement qui le déciderait à aller s'établir dans une province pauvre.

Des communes riches pourraient fonder des lits pour leurs pauvres dans l'établissement provincial, et quant à celles qui ne le pourraient pas, l'État devrait le faire à leur place.

Quant aux obligations de l'oculiste, elles seraient les suivantes :

1° Il devra établir qu'il s'est occupé spécialement des maladies des yeux et particulièrement au point de vue pratique : par exemple, qu'il est resté suffisamment longtemps assistant dans une clinique ophthalmologique ;

2° Tous les deux jours au moins, à une heure déterminée, il devra recevoir les malades et ses consultations devront être gratuites pour les indigents ;

3° Tous les ans il devra adresser au Conseil sanitaire supérieur un rapport contenant une statistique des malades traités, les causes principales de leurs maladies et enfin les cas de cécité ;

4° Le médecin devra faire un examen des yeux des élèves des écoles moyennes au point de vue de la réfraction (1) ;

5° Le Conseil sanitaire supérieur exerce un contrôle sérieux sur l'établissement.

Je crois que de cette manière il ne serait pas difficile de pourvoir d'oculistes les localités qui en ont besoin ; et si chaque université avait sa clinique oculaire, il ne manquerait pas de jeunes assistants disposés à accepter ces postes.

Dans les plus grandes villes il existe plusieurs dispensaires, et cependant ils sont insuffisants pour le grand nombre des malades qui les fréquentent ; de sorte que l'encombrement empêche certains malades d'être traités avec toute l'attention qu'ils méritent.

Il arrive encore trop souvent que les malades atteints d'affections oculaires sont mêlés dans les services de chirurgie avec les malades ordinaires et qu'ils sont soignés par le chirurgien, qui habituellement ne possède pas de connaissances spéciales en oculistique. Il faut que cela cesse et qu'une section spéciale confiée à un oculiste soit affectée aux maladies des yeux, et de plus qu'une salle d'isolement, pour les maladies contagieuses, soit établie dans l'hôpital.

(1) Voir ci-dessus, p. 63.

§ 68. *Organisation de la police sanitaire.* — Il ne suffit pas que les mesures prophylactiques, pour exercer une salutaire influence, soient simplement formulées par écrit, il faut surtout qu'on veille à leur application pratique. Il est nécessaire, avant tout, que l'autorité supérieure centralise la direction du service sanitaire pour chaque pays, et qu'elle dirige les travaux scientifiques relatifs à l'hygiène. Il n'est pas question ici de recherches expérimentales nécessitant un laboratoire ; celles-ci sont du ressort d'une université. Le devoir du Conseil supérieur consiste avant tout à favoriser la publication de rapports scientifiques destinés à être lus et non à être enfouis dans des archives. Ce n'est pas ici le lieu d'énumérer les diverses obligations du Conseil sanitaire, je me borne à signaler quelques points qui touchent spécialement l'hygiène de la vue :

1° Construction des écoles, mobilier scolaire, livres, méthodes d'enseignement, temps de travail, sa division, etc.

2° Nomination de commissions chargées de visiter les écoles, de donner leur avis sur le mode d'enseignement, sur les modifications à y introduire, de rédiger une instruction pour les médecins d'école ; nomination de ces médecins.

3° Création de dispensaires oculistiques dans les localités qui en ont besoin ; nomination des oculistes avec droit de contrôle ; modèle de rapport unique pour tous les dispensaires ; *Cohn,* déjà depuis longtemps, a signalé ce désideratum (1) et publié un modèle adopté dans plusieurs cliniques.

4° Examen des rapports des médecins d'école et des

______

(1) Nagel, *Jahresbericht für Augenh.,* 1872.

oculistes; ces rapports ne fournissent pas seulement des matériaux pour des travaux de statistique, mais ils renferment les éléments de la solution de problèmes scientifiques. Pour l'étude spéciale d'épidémies sévissant sur les yeux, ou même pour des examens d'une importance spéciale, des membres seront délégués.

5° Amélioration des méthodes anciennes, et introduction des nouvelles mesures prophylactiques, en ce qui concerne la myopie scolaire, le développement des maladies contagieuses, les blessures des yeux chez les ouvriers, etc. Ces avis doivent aussi viser les traitements obligatoires de certaines maladies des yeux et autoriser la déclaration par le médecin de certaines d'entre elles. La question de la responsabilité des parents devrait aussi être soulevée, lorsqu'ils se dérobent aux obligations qu'ils ont de faire soigner leurs enfants.

6° Lorsque le Conseil sanitaire aura établi un laboratoire, des travaux pourront être sérieusement entrepris sur les causes, le développement, le traitement et la prévention des maladies contagieuses oculaires, etc.

L'organisation, dans les différents pays, du service sanitaire peut être rapportée à trois types :

1° Décentralisation complète du service sanitaire. L'État, dans ce système, qui a été autrefois en vigueur, ne se préoccupait que peu ou pas de l'hygiène et abandonnait ce soin aux communes, qui s'en tiraient tant bien que mal. Cette méthode disparut en Hollande il n'y a que vingt ans et elle est encore en usage en Belgique. Les obligations sanitaires y sont exercées par la Commission médicale de la province, dans chacune d'elles; il en est de même en

Norwège. Ce système de décentralisation présente ce désavantage que le service sanitaire sera organisé plus ou moins bien, suivant les moyens et l'activité des autorités locales : tandis que quelques villes ou provinces sont largement pourvues d'une bonne hygiène publique, d'autres en sont absolument dépourvues.

2° Dans la plupart des États, la direction sanitaire est dans les attributions d'un ministre qui a sous ses ordres une Commission purement consultative (France, Autriche, Italie, Danemarck, Russie). Dans cette Commission se trouvent des médecins compétents, des hygiénistes, des ingénieurs, etc., qui souvent se lassent de voir leurs avis n'avoir d'autre sort que celui de grossir les cartons ministériels.

3° Une organisation rationnelle de l'hygiène existe en Angleterre et en Suède. Ici tout se trouve concentré dans une seule main et cette autorité est exercée par des hommes éclairés. Elle centralise tous les rapports et les statistiques, elle décide les mesures et organise leur application ; elle émet des instructions relatives à la nomination des organes sanitaires subalternes d'hygiène. Elle exerce aussi un contrôle sur les autorités communales ; elle délègue des experts pour se prononcer sur les faits qui sont portés à sa connaissance. De son approbation dépend l'introduction de toute modification sanitaire importante dans chaque commune ; elle a institué en Angleterre plus de 250 laboratoires dans lesquels sont examinés et vérifiés les aliments et les falsifications.

L'administration sanitaire supérieure doit être composée d'hommes compétents investis du pouvoir nécessaire pour l'application et pour le contrôle de certaines mesures reconnues utiles ; il va de soi que l'argent ne doit pas leur être ménagé pour les appliquer.

Il est absolument nécessaire qu'un oculiste fasse partie de ce conseil, pour que l'hygiène oculaire reçoive toutes les satisfactions qu'elle réclame.

CONCLUSION

Je me suis efforcé, dans ce travail, de faire connaître les
mesures qui sont de nature à restreindre la cécité. L'avenir apprendra si ce desideratum peut être réalisé, car
jusqu'à présent peu de ces mesures (et seulement dans
une limite fort restreinte) ont été appliquées. Les expériences réalisées montrent cependant, à l'égard de certaines
maladies, qu'on peut presque avec certitude les éviter; je
ne citerai, à ce sujet, que la blennorrhée des nouveau-nés.
Il ne s'agit que de mettre à profit l'introduction générale
et sévère des mesures que tous les spécialistes reconnaissent comme nécessaires. Malheureusement, cela se fera encore longtemps attendre, et beaucoup encore perdront la
vue, qui auraient pu la conserver.

Nos efforts doivent tous, toujours, se concentrer sur la
question de la préservation de la cécité.

Chacun doit apprendre à connaître le danger et à s'en
garantir. Il faut aussi que les autorités reconnaissent
la nécessité de faire quelque chose pour défendre la société contre le mal. La *Society for the prevention of
blindness*, en Angleterre, se distingue particulièrement par
la continuelle agitation qu'elle entretient, accélérant ainsi

le moment où l'État lui-même s'occupera de combattre la cécité d'une manière effective.

Les efforts des hygiénistes ont beaucoup à lutter contre les préjugés et les négligences; leurs conclusions et les mesures qu'ils ont proposées sont très souvent rejetées, sous prétexte des charges onéreuses ou des difficultés qu'elles créent, mais ils peuvent s'en consoler en voyant les résultats qu'ils ont obtenus. Les épidémies dévastatrices diminuent toujours en Europe, et la durée moyenne de la vie a augmenté d'une façon considérable. Les hygiénistes ont, d'un autre côté, des questions si importantes et si nombreuses à résoudre, qu'ils ne se sont guère préoccupés, jusqu'à présent, des devoirs qu'ils ont spécialement à remplir, aussi, à l'égard des maladies des yeux. Il est donc de toute justice que l'oculiste leur vienne en aide et s'efforce de combler cette lacune.

De la part de l'État, peu de chose a été tenté, pour la préservation de la cécité (à l'exception de quelques règlements d'école et d'ordonnances concernant le trachome). Et pourtant il s'agit d'une question de la plus haute importance, non seulement au point de vue humanitaire, mais aussi au point de vue de l'économie sociale. L'entretien des nombreux aveugles est pour les voyants une charge considérable, ainsi que le démontrent les calculs suivants :

En moyenne, il y a en Europe, au moins, un aveugle par 1,000 habitants, ce qui constitue pour l'Europe entière un nombre de 311,000 aveugles. Comptons seulement 1 franc par jour et par tête, comme frais d'entretien. Il en résultera par an une dépense de 113 millions de francs. Retranchons un quart des aveugles, qui ne demandent aucun secours (soit parce qu'ils sont à leur aise, soit parce qu'ils gagnent eux-mêmes leur pain) (1), il restera encore 85 millions de francs.

Supposons, d'autre part, qu'un tiers (103,000) de ces aveugles ne le fût pas devenu, et estimons à 2 francs par jour la somme que chacun d'eux gagnerait. Cela ferait par an, à 300 jours de travail, 62 millions de francs. Cela constitue pour les États d'Europe, avec les frais d'entretien ci-dessus désignés, une perte annuelle de 147 millions de francs, au moins.

Une bonne prophylaxie contre la maladie, un traitement énergique et éclairé, lorsque celle-ci a déjà éclaté, pourraient sans aucun doute empêcher beaucoup de cas de cécité. *Magnus*, *Bremer* et *Steffan* pensent qu'on pourrait ainsi éviter 40 % de cécités. *Cohn* considère qu'on peut la prévenir *sûrement* dans la mesure de 33 %, *probablement* dans celle de 43 %, et nullement dans 24 % des cas. D'après cette évaluation, un tiers des aveugles pourrait échapper à la cécité. Cela donnerait une diminution de 100,000 pour l'Europe qui ne pourrait s'en plaindre, puisqu'il s'agirait pour elle, annuellement, de plus de 27 millions de francs d'économie, somme qui serait plus que suffisante pour payer les dépenses des mesures prophylactiques à instituer de tous côtés. Mais tout est

(1) Zehender (*Klinische Monatsblätter für Augenheilkunde*, 1870) a réuni le nombre des aveugles dans les grands-duchés de Mecklembourg-Schwérin et de Mecklembourg-Strélitz, et a constaté aussi leur état d'indigence. Sur 423 individus, 106 n'étaient pas secourus, tandis que 317, soit 3/4 de tous les aveugles, l'étaient, partie par leurs parents, partie par les caisses publiques.

encore à faire dans ce domaine; il faut que partout on
s'élève contre l'ignorance, la superstition et la négligence.
Les hygiénistes, les oculistes, les économistes, les hommes
d'État et les philanthropes doivent également contribuer à
cette œuvre : — *Viribus unitis.*

APPENDICE

Le cinquième congrès international d'hygiène, qui se réunit à la Haye (Hollande), en 1884, aura à décerner le prix fondé par la *Society for the prevention of blindness* de Londres (prix de 2,000 francs) à l'auteur du meilleur ouvrage manuscrit allemand, anglais, français ou italien, *sur les causes de la cécité et les moyens pratiques de la prévenir;* en outre, la Société internationale pour l'amélioration du sort des aveugles se réserve le droit d'offrir éventuellement un second prix de 1,000 francs (ou deux de 500), ainsi qu'une médaille avec diplôme, pour le travail que le jury du prix lui aura recommandé comme particulièrement méritant; ce second prix devait être décerné à Paris, en 1884, à la cérémonie du centenaire de Valentin Haüy, qui fonda la première institution de jeunes aveugles.

Le quatrième congrès international d'hygiène réuni à Genève, en septembre 1882, avait adopté pour le concours le programme suivant proposé par les donateurs :

1° *Étude des causes de la cécité.*

a. Causes héréditaires, maladies des parents, mariages consanguins, etc.

b. Maladies oculaires de l'enfance, ophthalmies diverses.

c. Période d'école et d'apprentissage, myopie progressive, etc.

d. Maladies générales, diathèses, fièvres diverses, intoxications, etc.

e. Influences professionnelles. Blessures et accidents, ophthalmie sympathique.

f. Influences sociales et climatériques, ophthalmies contagieuses, encombrement, logements insalubres, éclairage défectueux, etc.

g. Absence de traitement ou traitement défectueux des affections oculaires.

2° *Étudier, pour chacune de ces catégories de causes, les moyens de prévention les plus pratiques.*

a. Législatifs,
b. Hygiéniques et professionnels,
c. Éducatifs,
d. Médicaux et philanthropiques.

Le congrès de Genève nomma un jury international, chargé de décerner le prix et composé des membres suivants :

Allemagne. — Dr *H. Cohn*, professeur d'ophthalmologie à Breslau; Dr *Varrentrapp*, de Francfort.

Angleterre. — Dr *M. Roth*, secrétaire et trésorier de la *Society for the prevention of blindness*; Dr *Streatfield*, professeur d'ophthalmologie à Londres.

France. — Dr *Fieuzal*, médecin en chef de l'hospice

national des Quinze-Vingts à Paris; D' *Layet*, professeur d'hygiène à Bordeaux.

Italie. — D' *Reymond*, professeur d'ophthalmologie à Turin; D' *Sormani*, professeur d'hygiène à Pavie.

Pays-Bas. — D' *Snellen*, professeur d'ophthalmologie à Utrecht.

Suisse. — D' *Appia* (Genève); D' *Dufour*, médecin de l'hôpital ophthalmique de Lausanne; D' *Haltenhoff*, privat docent d'ophthalmologie à Genève, secrétaire du jury.

Les D'' Varrentrapp et Appia ayant décliné les fonctions de membres du jury, celui-ci s'est complété par MM. le D' *Berlin*, professeur d'ophthalmologie à Stuttgart, et le D' *Coursserant*, oculiste à Paris.

La *Society for the prevention of blindness*, ainsi que la *Société internationale pour l'amélioration du sort des aveugles*, se réservent la propriété du ou des mémoires qu'elles auront couronnés, et le droit de les publier soit en entier, soit par extraits et en diverses langues, pour en faire l'usage qui leur paraîtra utile.

Les mémoires manuscrits devront être envoyés au soussigné *avant le* 31 *mars* 1884. Chaque mémoire portera en tête une devise qui sera répétée sur une enveloppe cachetée, contenant les nom, prénoms, qualités et adresse de l'auteur. Les enveloppes ne seront décachetées qu'après la décision du jury.

Genève, 22 novembre 1882.

D' G. HALTENHOFF,
Secrétaire.

RAPPORT DU JURY

(*Annales d'oculistique*, t. XCII, p. 142)

Messieurs,

..... J'ai, Messieurs, la satisfaction de pouvoir vous annoncer que le concours que vous avez pris sous votre patronage a pleinement réussi. Le jury a reçu sept travaux, la plupart considérables, à savoir :

Quatre en allemand, deux en anglais, un en français.

Après avoir circulé pendant plusieurs mois, entre les mains des membres du jury, habitant les divers pays, les sept mémoires ont été remis à votre secrétaire général et déposés dans une des salles du Binnenhof, où les membres du jury venus au congrès, ont pu de nouveau les examiner à loisir, et échanger leurs idées et leurs impressions sur la valeur comparative des travaux concurrents.

Vous les voyez ici réunis sur la table de la présidence, où ils sont encore en ce moment à votre disposition.

Plusieurs des membres du jury n'ont pu se rendre à la Haye ; la plupart d'entre eux ont envoyé leur appréciation par écrit. Le jury a été à peu près unanime pour conférer le prix de 2,000 francs de la *Society for the prevention of blindness*, au mémoire allemand portant la devise : *Viribus unitis*.

Ce mémoire, de 545 pages manuscrites, en deux volumes, ayant pour titre : *Die Ursachen und die Verhütung der Blindheit*, est une œuvre originale de grand mérite, répondant, mieux et plus complètement que les autres travaux concurrents, aux diverses questions du programme ; joignant à l'expérience personnelle du clinicien la connaissance complète de la littérature spéciale du sujet, l'auteur en a embrassé toutes les faces, avec une compétence, une exactitude, une largeur et une supériorité de vues, qui ont frappé tous les membres du jury. Ayant toujours présent à l'esprit le but pratique et philanthropique du concours, et prenant comme point de départ une définition de la cécité basée sur l'état de dépendance sociale et économique de l'aveugle, l'auteur a su être complet et scientifique, tout en évitant des détails statistiques superflus, et des considérations de pathologie et de thérapeutique plus ou moins en dehors du sujet. Son travail présente un ensemble bien coordonné, dont chaque chapitre peut aussi se lire isolément avec fruit. Partout la place la plus large est donnée à l'étude des mesures prophylactiques propres à diminuer le nombre des aveugles incurables ; aussi le jury croit-il devoir exprimer le désir que ce remarquable mémoire soit bientôt publié et, si possible, traduit en d'autres langues, soit par les soins de la *Society for the prevention of blindness*, soit de toute autre manière.

Pour le jury :
Dr G. HALTENHOFF.

ERRATA

Pages	lignes	au lieu de	lire
33	22	151 %	15, 1 %
130	8	tomba,	tombèrent.

TABLE ALPHABÉTIQUE DES MATIÈRES

A

B

C

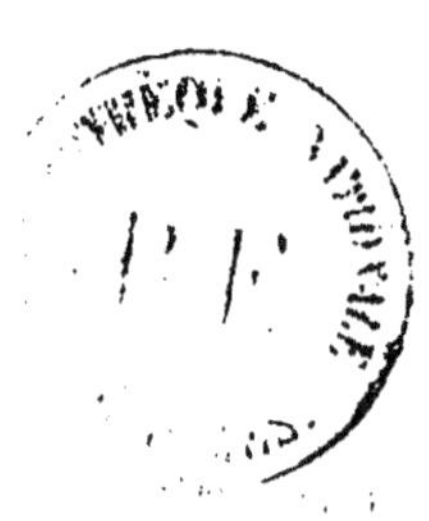

3430-85. — Corbeil. Typ. et stér. Crété.